Mon psy & moi

Alice Boudon

Préfacé par Ilios Kotsou

DBS

Pour toute information sur notre fonds et les nouveautés
dans votre domaine de spécialisation, consultez notre site web :
www.deboecksuperieur.com

Rue du Bosquet, 7 – B-1348 Louvain-la-Neuve

Maquette intérieure et couverture : Sophie Martinet
Mise en page : PCA
Illustrations : Jennifer Piers

Dépôt légal :
Bibliothèque nationale, Paris : Avril 2025
Bibliothèque royale de Belgique, Bruxelles : 2025/13647/058 ISBN 978-2-8073-6681-7

Sommaire

PARTIE 2 - Comment se passe une psychothérapie ?

PARTIE 3 – À la découverte de ma psychologue

Préface

« Tous les hommes recherchent d'être heureux. Cela est sans exception », disait le philosophe Pascal. Pourtant, sur nos chemins de vie, nous rencontrerons toutes et tous des passages difficiles, des moments à vide, des accidents qui peuvent mettre à mal notre bien-être et notre santé mentale. Dans de nombreux cas, nous nous relèverons naturellement, soutenus par nos proches, nos amis, notre communauté. Mais parfois, nous aurons besoin de l'aide d'un·e professionnel·le.

La santé mentale de la population se dégrade dans nos sociétés, particulièrement depuis la pandémie de Covid-19. On estime aujourd'hui que les troubles psychologiques touchent près d'un cinquième de la population, soit environ 13 millions de Français. Le nombre de consultations ne cesse d'augmenter, dépassant désormais les 8 millions par an. Dans ce contexte, il est essentiel de rendre la psychologie plus accessible, de briser les tabous qui l'entourent et d'offrir des repères à celles et ceux qui souhaitent entreprendre cette démarche. C'est précisément ce que propose Alice Boudon avec ce livre.

Avec précision, légèreté et une touche d'humour, elle nous ouvre la porte de l'univers des psys, souvent entouré de mystères et d'idées reçues. La psychologie est encore perçue par beaucoup comme un domaine austère ou réservé aux « fous ». Mais Alice nous rappelle qu'elle concerne tout le monde. Nous avons tous·tes des questions, des doutes, des peurs, et ce livre y répond avec une grande clarté. Il nous aide à comprendre ce qu'est vraiment un·e psy, comment se déroule une séance et pourquoi il n'y a aucune honte à consulter.

Son livre est un guide lumineux qui dédramatise, dépoussière et, surtout, humanise la figure du psy. Car oui, un·e psy est avant tout un·e humain·e, avec ses interrogations, ses doutes et parfois même ses propres phobies (qui l'eût cru ?!). Dans ces pages, vous trouverez des réponses aux questions que l'on n'ose pas toujours poser. Vous apprendrez que votre psy peut rire en séance et qu'il·elle ne détient pas une vérité absolue sur votre vie. Ce livre, c'est un peu comme une conversation avec un·e ami·e qui vous prend par la main et vous dit : « Viens, je vais t'expliquer, et tu verras, ce n'est pas si effrayant. »

J'aime particulièrement la manière dont Alice rend accessibles des concepts parfois complexes, sans jamais les simplifier à outrance. Elle partage avec générosité son expérience et sa passion pour son métier, nous rappelant que consulter un·e psy n'est pas un signe de faiblesse, mais bien une démarche courageuse pour mieux se comprendre et avancer. J'ai aussi beaucoup apprécié les illustrations et les définitions, qui apportent un vrai plus à la lecture en rendant le propos encore plus accessible et vivant.

Dans une époque où les pseudo-sciences prolifèrent, il est essentiel de pouvoir s'appuyer sur des connaissances rigoureuses et des approches validées. Ce livre constitue ainsi une ressource précieuse pour celles et ceux qui cherchent des repères fiables pour mieux comprendre la psychologie et ses enjeux.

Alors, que vous soyez simplement curieux·se, en quête de réponses ou au seuil de cette grande aventure qu'est la psychothérapie, je vous souhaite une belle lecture. Elle pourrait bien être le premier pas vers une rencontre essentielle : celle avec vous-même.

Ilios Kotsou, PhD

Maître de conférences, Université Libre de Bruxelles,
chercheur associé Chaire Paix économique,
Mindfulness et Bien-être au travail,
Grenoble École de Management

Introduction

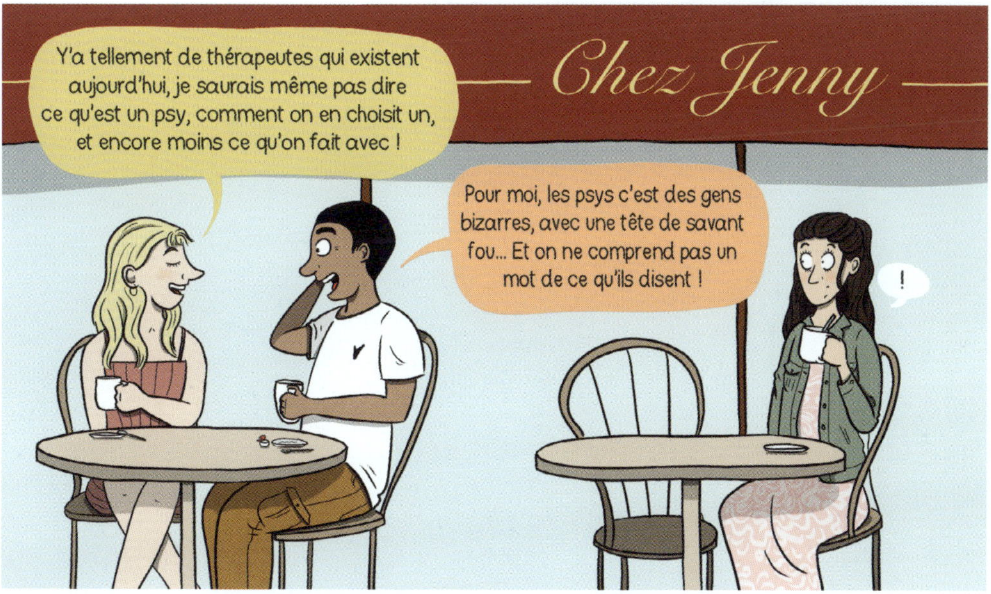
Chez Jenny
Y'a tellement de thérapeutes qui existent aujourd'hui, je saurais même pas dire ce qu'est un psy, comment on en choisit un, et encore moins ce qu'on fait avec !
Pour moi, les psys c'est des gens bizarres, avec une tête de savant fou... Et on ne comprend pas un mot de ce qu'ils disent !
!

J'ai écrit ce livre pour démystifier le métier de psychologue, pour partager mon expérience, pour que les gens aillent consulter plus facilement, pour casser certains clichés/préjugés et s'en amuser !

Je parle évidemment de mon point de vue, à savoir que je suis une psychologue en cabinet privé dans une grande ville, et que je suis spécialisée en thérapies comportementales et cognitives (TCC), et membre de l'AFTCC (Association française de TCC), répertoriée comme Thérapeute praticienne superviseuse au sein de cette Association. Il existe beaucoup d'autres orientations théoriques dans le domaine de la psychologie, dont je présenterai certaines brièvement.

J'ai fait le choix de ne pas parler des psys salariés qui travaillent en hôpital, dans des structures médico-sociales publiques ou privées, dans le milieu scolaire, judiciaire, dans l'humanitaire, ou encore en entreprises… Tout simplement car ce n'est pas mon expérience actuelle. Quand je parlerai du métier de *psychologue* en général, j'utiliserai le masculin (idem pour le métier de psychiatre ou de psychothérapeute). Quand il s'agira de questions qui me concernent directement, essentiellement dans la 3e partie, j'écrirai *psychologue* au féminin.

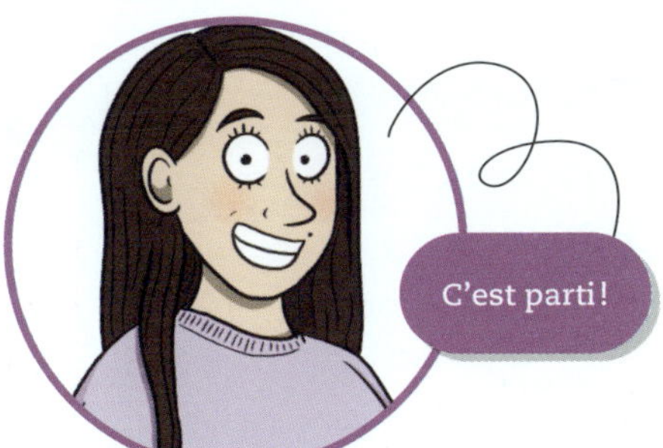

PARTIE 1

Avant de commencer une psychothérapie

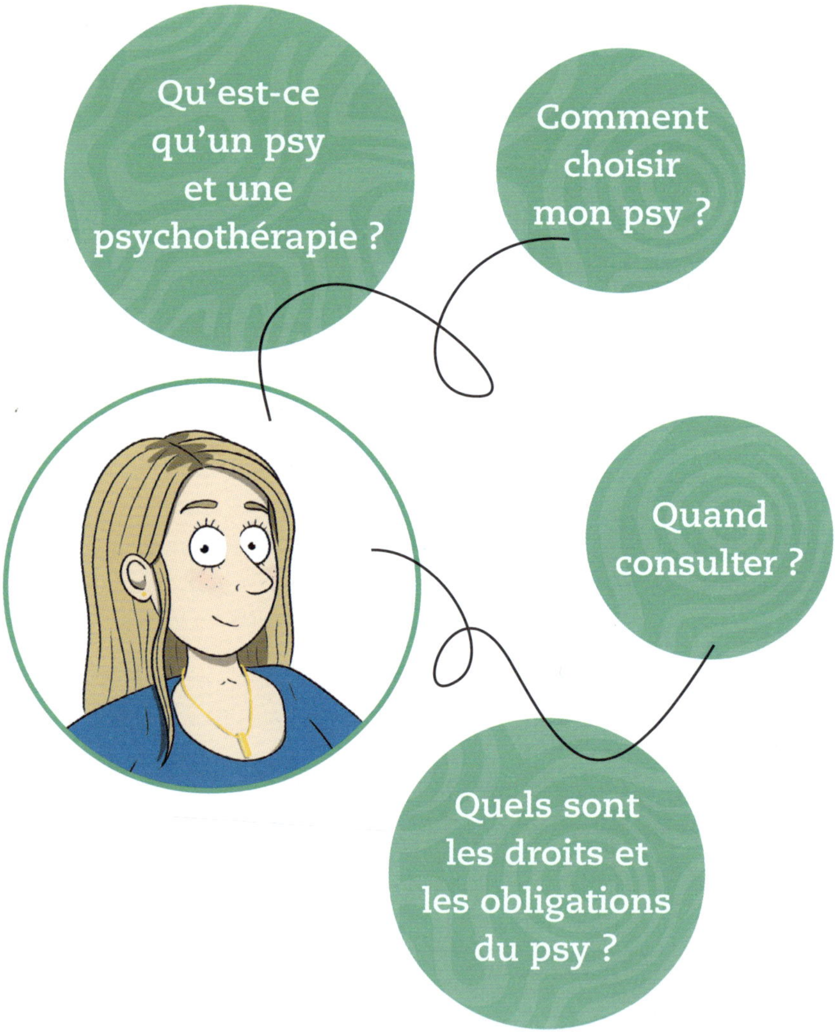
Qu’est-ce qu’un psy et une psychothérapie ?
Comment choisir mon psy ?
Quand consulter ?
Quels sont les droits et les obligations du psy ?

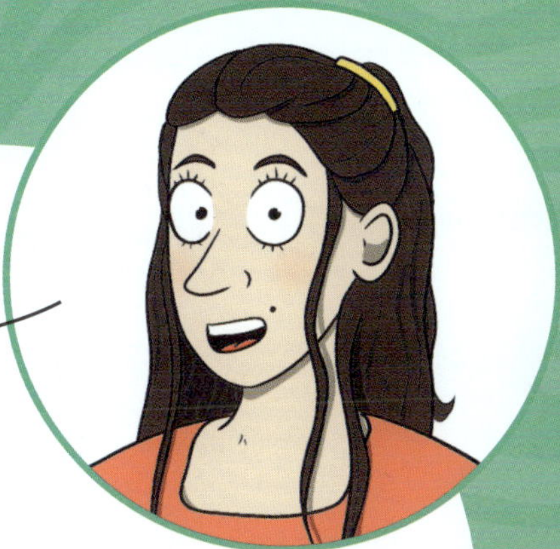

Je vais vous expliquer tout ça !
Vous pourrez ainsi choisir
ce qui vous convient et trouver
la bonne personne
pour vous suivre.

Qu'est-ce qu'un psy et une psychothérapie ?

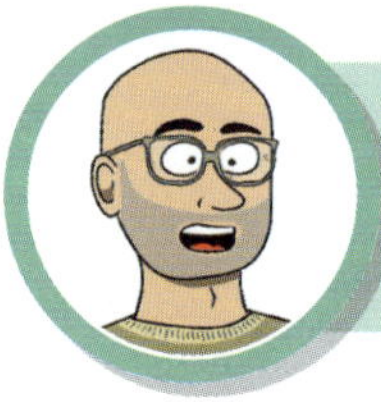

Quelle est la différence entre un psychologue et un psychiatre ?

PSYCHIATRE

10 ans d'études de médecine, dont 4 de spécialisation en psychiatrie

- Habilité à effectuer des diagnostics et peut prescrire des médicaments si besoin.
- Peut également pratiquer un type de psychothérapie, mais ce n'est pas systématique.
- Consultations remboursées par la Sécurité sociale si la personne est conventionnée.

Au 1er janvier 2023, il y avait 15 582 psychiatres en France, dont 4 607 exclusivement en libéral[1].

PSYCHOLOGUE

Bac +5 (Master 2), dont au minimum 500 h de stage

- Peut faire passer des tests comme ceux évaluant le quotient intellectuel, ou la présence de pathologies telles que le déficit attentionnel avec ou sans hyperactivité (TDAH), ou encore les troubles du spectre autistique (TSA), mais ne peut pas faire de diagnostic.
- Complète souvent sa formation initiale par une spécialisation dans un ou plusieurs types de psychothérapies.

Au 1er janvier 2023, on dénombrait 88 647 psychologues en France[2].

En France, il existe un Ordre des médecins et pas d'ordre des psychologues, contrairement au Québec et à la Belgique.

Pour devenir psychologue…

- en Belgique, il faut faire 5 ans d'études et des stages puis s'inscrire à la Commission des psychologues (organisme supervisant la profession) ;
- en Suisse, il faut faire 5 ans d'études et des stages ainsi qu'une formation postgrade pour les psychothérapeutes, et avoir l'autorisation cantonale ;
- au Québec, il faut obtenir un doctorat en psychologie, soit 8 à 10 ans d'études et de stages, ainsi qu'un permis de pratique auprès de l'Ordre des psychologues du Québec.

1. ASIP-Santé RPPS, traitements Drees (Direction de la recherche, des études, de l'évaluation et des statistiques).
2. Répertoire ADELI- DREES.

Je suis **psychologue clinicienne**, ce qui veut dire que j'ai obtenu un Master 2 professionnel avec une spécialisation en clinique et en psychopathologie (étude et traitement des troubles psychiques).

Tous les psychologues ne sont pas cliniciens. Par exemple, il existe des neuropsychologues, des psychogérontologues, des psychologues du travail ou spécialisés en psychologie sociale.

Il est tout à fait possible de consulter un psychiatre et un psychologue en même temps : quand on prend un traitement psychotrope et que l'on suit une psychothérapie, par exemple.

DÉFINITION

Psychotrope : médicaments qui agissent sur le cerveau soit pour le stimuler (amphétamines, antidépresseurs), soit pour le calmer voire l'endormir (anxiolytiques, hypnotiques, neuroleptiques, antiépileptiques).

Une **psychothérapie** est une méthode de soin psychologique qui vise à aider la personne à se comprendre et à aller mieux.

Quelques données[3] sur les psychologues en France :

- 86 % DES PSYCHOLOGUES SONT DES FEMMES[4].
- 37 % DES PSYS SONT LIBÉRAUX OU MIXTES (ILS TRAVAILLENT AUSSI À TEMPS PARTIEL À L'HÔPITAL).
- L'ÂGE MOYEN DES PSYCHOLOGUES EN FRANCE EST DE 45 ANS.
- 20 % DES PSYS TRAVAILLENT À L'HÔPITAL.
- 43 % SONT EMPLOYÉS AILLEURS (INSTITUTIONS PUBLIQUES, ENTREPRISES).

3. Sources : ADELI / Drees.
4. Dans tous les pays du monde où nous avons des données, on retrouve une écrasante majorité de femmes psychologues.

Ce que dit la loi en France

Le titre de psychologue est **protégé par la loi** : on ne peut pas se dire psychologue sans justifier de ce titre. En France, les psychologues ont un numéro RPPS[5].

Le titre de « thérapeute » ou de « psychopraticien » n'est pas protégé par la loi : n'importe qui peut se dire « thérapeute » ou « psychopraticien ».

En revanche, le titre de « **psychothérapeute** » est protégé par la loi. Les psychologues, les psychiatres, les personnes ayant un master en psychologie ou en psychanalyse, peuvent y prétendre.

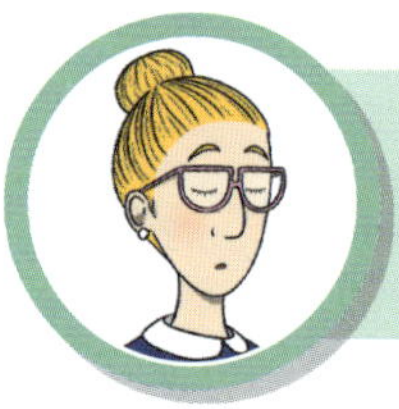

Quels types de psychothérapies existent ? Quels sont leurs objectifs ?

À SAVOIR

Les formations proposées par les différentes universités ne sont pas identiques : parfois la formation est très orientée vers une seule théorie, parfois plusieurs. D'où la diversité des styles de psychologues.

Pour répondre à cette question, je vais vous parler de 4 types de psychothérapie présentes dans les pays francophones.

Thérapie systémique

L'approche systémique place l'individu dans un **système** (souvent au sein de la famille), et sa souffrance y est vue comme un symptôme du dysfonctionnement de ce système. Autrement dit, les troubles psychiques sont liés à des **perturbations de la communication** entre l'individu et son milieu.

5. Répertoire partagé des professionnels de santé : base de données nationale qui recense l'ensemble des professionnel·les de santé autorisés à exercer en France, à savoir les médecins, infirmiers, pharmaciens, sages-femmes et depuis 2023 les psychologues.

La thérapie peut prendre la forme :

- d'une thérapie individuelle ;
- d'une thérapie familiale (où tous les membres de la famille peuvent être conviés) ;
- ou encore d'une thérapie de couple.

C'est le chercheur G. Bateson qui en est à l'origine dans les années 50 à Palo Alto, dans l'actuelle « Silicon Valley » aux États-Unis.

Psychanalyse

La psychanalyse s'intéresse essentiellement au **passé de l'individu**. La façon de pratiquer peut varier en fonction de l'école psychanalytique à laquelle le psychanalyste appartient (freudienne, lacanienne, jungienne[6]...).

Le ou la patient·e est si possible en position allongée sur un divan et **associe librement à voix haute** (ce qui consiste à dire spontanément ce qui nous passe par la tête), le psychanalyste intervenant peu. Les rêves tiennent une place importante dans ce processus : l'idée est de prendre ainsi conscience des éléments refoulés dans l'inconscient tel que Freud le définit.

Il s'agit d'une forme de **psychothérapie longue**, dont la fréquence des séances peut être très soutenue, parfois 2 par semaine ou davantage. En ce qui concerne les psychanalystes lacaniens, la durée d'une séance en elle-même varie en fonction de ce que va dire le ou la patient·e.

Les **thérapies psychodynamiques** s'inspirent de la théorie psychanalytique, et sont plus souples sur le cadre.

Un psychologue ou un psychiatre peut être d'orientation psychanalytique, et donc pratiquer la psychanalyse et se dire « psychiatre psychanalyste » ou « psychologue psychanalyste ».

À SAVOIR

Le titre de « psychanalyste » n'est pas protégé par la loi. Une personne qui se dit uniquement « psychanalyste » n'a donc pas un diplôme de psychologue ou de psychiatre, et peut juste avoir effectué une psychanalyse dans son entièreté.

6. D'après Sigmund Freud (1856-1939), Jacques Lacan (1901-1981) et Carl Gustav Jung (1875-1961).

Thérapies comportementales et cognitives

Les thérapies comportementales et cognitives (TCC) s'inscrivent dans une démarche scientifique avec un souci constant d'évaluation des pratiques et de leur **efficacité**. Elles sont préconisées dans le traitement de troubles psychiques variés[7].

Les **TCC** sont des psychothérapies brèves centrées sur la **vie quotidienne** qui prennent en considération la personne dans sa globalité. On ne se focalise pas uniquement sur des symptômes sans les remettre dans un contexte : on analyse les comportements de manière synchronique (dans le présent), et diachronique (évolution dans le temps).

DÉFINITION

Les psychothérapies brèves sont centrées sur des objectifs spécifiques, réalisés sur une durée limitée, généralement de quelques mois. Elles se distinguent des approches plus longues par leur caractère pragmatique, concret, ancré dans le présent de la personne.

Le style est dit **collaboratif** : les échanges sont nombreux, le psy adoptant un positionnement horizontal plutôt que vertical (en position de supériorité).

Le ou la patient·e est amené·e à être actif·ve pendant et entre les séances. On cherche à initier de **nouveaux comportements** en développant un rapport différent avec ses pensées et ses émotions, afin d'être plus flexible et libre dans ses choix en fonction des contextes.

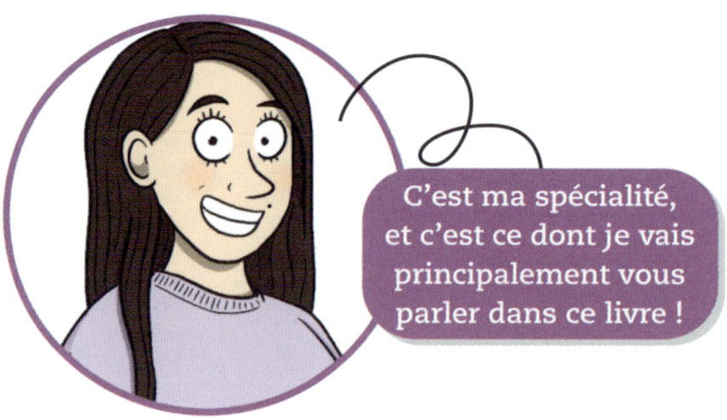
C'est ma spécialité, et c'est ce dont je vais principalement vous parler dans ce livre !

7. Haute Autorité de Santé française : www.has-sante.fr ;
Expertise collective de l'INSERM de 2004 : https://www.ipubli.inserm.fr/handle/10608/57

Au XXe siècle, trois « vagues » ont traversé l'histoire des TCC :

VAGUE COMPORTEMENTALISTE	VAGUE COGNITIVISTE	VAGUE ÉMOTIONNELLE
Pavlov, 1927 **Skinner, 1950** Définition de nombreux concepts et mécanismes clés qui servent de **fondements théoriques et pratiques** aux TCC.	**Ellis & Beck, 1970** **Young, 1990** Travaux centrés sur les **pensées**.	**Kabat-Zinn, 1979** **Hayes, 1985** **Linehan, 1990** **Segal, Williams et Teasdale, 2002** Thérapie d'acceptation et d'engagement (**ACT en anglais**), programmes de **méditation de pleine conscience** (MBSR[8], MBCT[9]), Thérapie comportementale dialectique.

En France, **l'AFTCC** est l'association de référence dans la formation aux TCC.

À l'AFTCC, il existe un label de **thérapeute praticien**, réévalué tous les trois ans, garantissant les points suivants :

- être membre de l'AFTCC ;
- être formé aux TCC (à l'AFTCC ou dans des formations reconnues équivalentes) ;
- avoir une pratique régulière en TCC ;
- être supervisé par un thérapeute praticien superviseur (12 séances de 2 h en groupe ou 12 h de supervision individuelle) ;
- continuer à se former régulièrement.

8. MBSR : programme de réduction du stress basé sur la pleine conscience, développé par Jon Kabat-Zinn à la fin des années 70 à l'Université du Massachusetts.

9. MBCT : Thérapie cognitive basée sur la pleine conscience, développée par Zindel Segal au Canada, Mark Williams et John Teasdale au Royaume-Uni dans les années 90. Cette thérapie a été conçue pour prévenir les rechutes dépressives.

Psychothérapie intégrative

Les psys qui pratiquent ce type de psychothérapie puisent dans **plusieurs orientations théoriques**, en fonction des approches qui leur semblent pertinentes par rapport à un·e patient·e, ou à différents moments de la psychothérapie d'un·e patient·e.

Pour conclure

- En France, dominance des thérapies psychodynamiques et TCC, avec une forte influence de la psychanalyse.
- En Belgique, prévalence des TCC, suivies des thérapies systémiques et psychodynamiques.
- En Suisse, approches diversifiées avec les TCC et les thérapies psychodynamiques en tête, suivies des thérapies systémiques.
- Au Québec, forte présence des TCC (notamment des TCC de 3e vague de type ACT), et thérapies systémiques également bien représentées.

L'important, c'est de trouver le type de psy et la manière de travailler qui vous conviennent !

MON CONSEIL

Je vous déconseille de faire plusieurs types de psychothérapies avec plusieurs psys en même temps. S'investir dans un seul travail psychothérapeutique est déjà un engagement important. En commencer plusieurs peut toutes les faire perdre en efficacité et être source de confusion. En effet, les manières de travailler des différents psys peuvent entrer en contradiction directe.

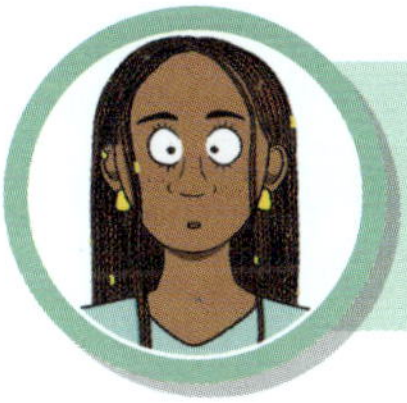

Quelles sont les différences entre un coach et un psy ?

Le mot coach est un terme qui désigne à l'origine un entraîneur de sport. Aujourd'hui, on trouve des coachs dans de multiples sphères, et ceux qui pourraient appartenir aux domaines d'intervention des psys sont nombreux :

- coachs de vie,
- coachs en bien-être,
- coachs en développement personnel…

Il existe des formations privées de coaching, qui durent en moyenne quelques semaines réparties sur 6 à 12 mois, mais il n'est pas nécessaire d'avoir fait une formation pour se dire « coach » : **le titre n'est pas protégé par la loi**, n'importe qui peut donc se dire coach en ce qu'il ou elle veut.

Parfois, c'est simplement après une expérience plus ou moins longue dans un domaine que la personne se lance en tant que coach, en s'appuyant sur son expérience.

Certaines des formations de coaching sont d'inspiration psychanalytique. Certains coachs peuvent dire qu'ils pratiquent les TCC, mais l'AFTCC n'accepte en formation que des personnes pouvant justifier d'un diplôme de médecin ou de psychologue. Un psychologue peut se dire « coach », mais pas l'inverse.

À SAVOIR

En 2021 et 2022, la DGCCRF[10] a mené une enquête sur les pratiques commerciales dans le secteur du « coaching bien-être » afin de protéger les consommateurs qui se font accompagner par ces professionnel·les. Sur 165 personnes et établissements de formation contrôlés, près de 80 % présentaient au moins une anomalie concernant l'information délivrée aux consommateurs en matière de compétences, de titres professionnels et de mentions valorisantes (c'est-à-dire dans la manière de se valoriser dans ses qualités personnelles).

10. Direction générale de la concurrence, de la consommation et de la répression des fraudes. www.economie.gouv.fr/dgccrf/secteur-du-coaching-bien-etre-lenquete-de-la-dgccrf-releve-80-danomalies-chez-les-0.

Qu'est-ce qu'un psy et une psychothérapie ?

Il n'y a pas de grande différence dans les objectifs d'une séance de coaching par rapport à une psychothérapie : tous les deux peuvent s'intéresser au présent et avoir des objectifs précis et définis à l'avance avec une approche concrète et pragmatique.

Ceci étant dit, il peut être moins effrayant et plus accepté socialement d'aller voir un coach, d'être « client·e » et non « patient·e » par exemple.

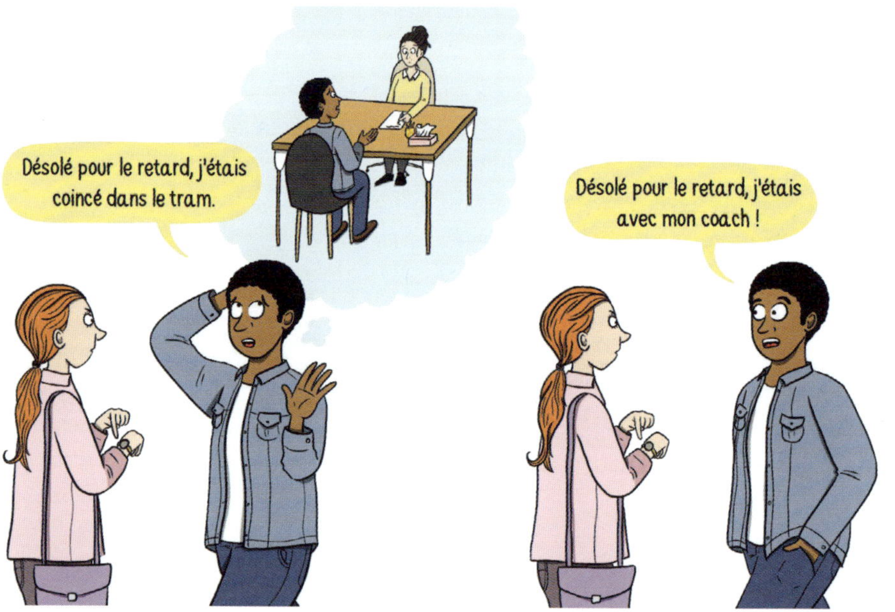
Désolé pour le retard, j'étais coincé dans le tram.
Désolé pour le retard, j'étais avec mon coach !

Voir un coach peut suffire à débloquer une situation, ou être une étape avant de faire une psychothérapie si ça ne marche pas. Certaines personnes peuvent avoir une très bonne expérience du coaching, bien meilleure qu'en allant voir un psy !

MON CONSEIL

Le coaching peut donner lieu à de nombreuses dérives et être utilisé comme outil de manipulation. Je ne peux que vous conseiller une grande vigilance dans ce domaine.

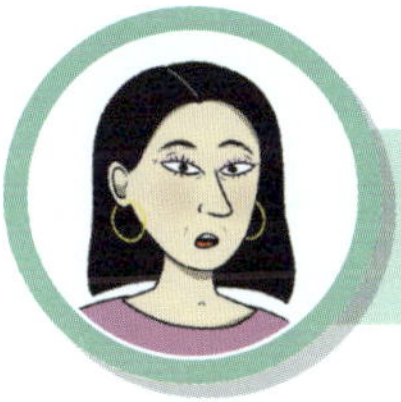

Combien de temps dure une psychothérapie ?

Ceci dépend du type de psychothérapie. Par exemple, une psychanalyse peut durer de nombreuses années. Certains patients qui sont venus me voir après avoir fait une psychanalyse m'ont parlé de 7, 15 ou 20 ans. Certains psychanalystes vous diraient qu'une psychanalyse peut durer toute une vie, avec ou sans pause dans le processus. Les thérapies brèves, comme les TCC, peuvent durer quelques mois. Dans mon expérience personnelle de TCCiste, la durée du suivi peut varier de 4 mois à 1 ou 2 ans dans les cas les plus complexes, avec une moyenne de 6-8 mois et à raison de deux séances par mois.

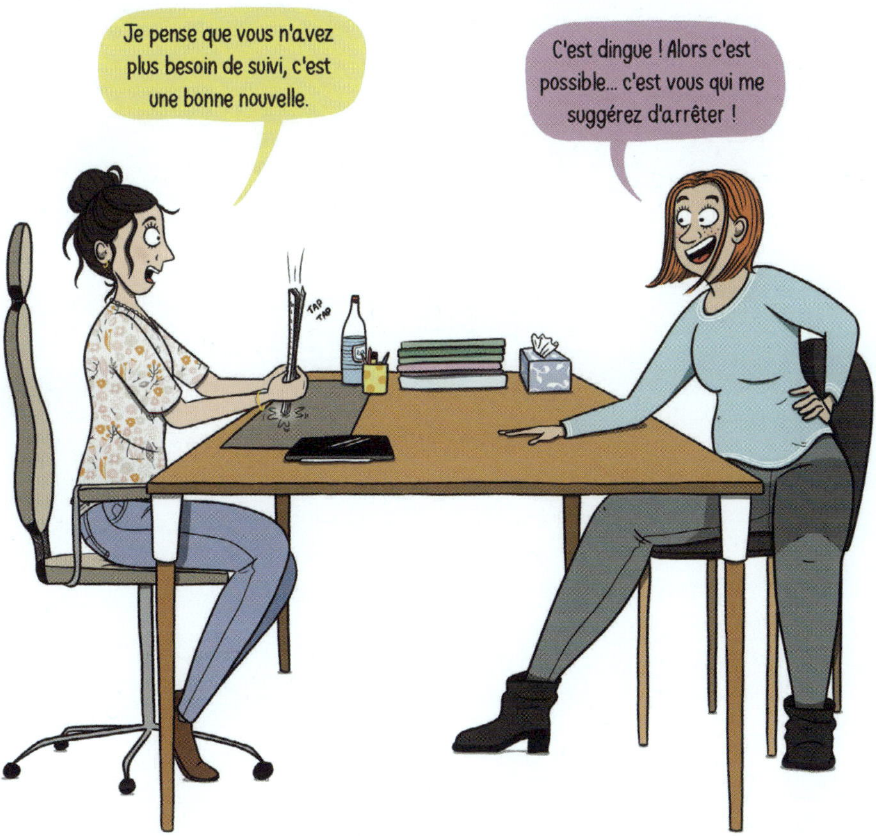
Je pense que vous n'avez plus besoin de suivi, c'est une bonne nouvelle.
C'est dingue ! Alors c'est possible... c'est vous qui me suggérez d'arrêter !
TAP TAP

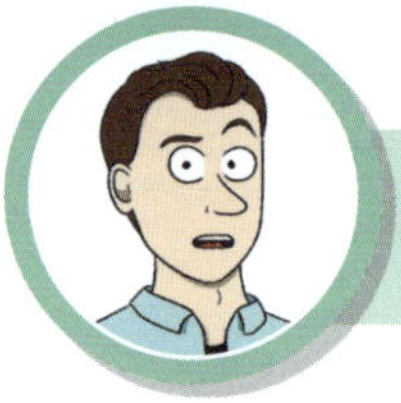

Combien coûte une séance chez le psy ?

Une séance chez un psychologue non conventionné coûte en moyenne de **50 à 130 €.** Le tarif varie en fonction de :

- l'expérience et les formations du psy ;
- son éventuelle notoriété ;
- son lieu d'exercice (les charges ne sont pas les mêmes à la campagne et dans les grandes villes) ;
- la durée d'une séance (30 min, 45 min ou 1 h pour une séance en individuel).

Il est à considérer également en fonction de leur fréquence, et de la durée globale du type de psychothérapie que vous choisissez : 1 à 2 séances par semaine ou 1 séance toutes les deux semaines, pendant quelques mois ou quelques années… ça ne fait pas le même budget !

En général, le paiement s'effectue à la fin de chaque séance.

À SAVOIR

Il existe des **CMP** (Centres médico-psychologiques) dans toute la France où l'on devrait pouvoir bénéficier de psychothérapies gratuites, mais les listes d'attente sont longues. Selon votre CMP de secteur basé sur votre lieu de résidence, vous n'aurez pas non plus le choix du type de psychothérapie que vous souhaitez initier : cela dépendra de l'orientation théorique des psychologues qui y exercent.

Il existe en France un dispositif de **remboursement** des séances chez les psychologues[11] mais celui-ci est grandement boycotté par les professionnel·les, car il restreint énormément la liberté d'exercice dans de bonnes conditions, pour les patient·es comme pour les psys.

Dans ce système, toutes les pathologies ne peuvent pas être prises en charge, il s'agit plus d'un accompagnement à durée limitée que d'une véritable psychothérapie, et le dispositif ne permet pas les dépassements d'honoraires…

11. https://www.ameli.fr/assure/remboursements/rembourse/remboursement-seance-psychologue-mon-soutien-psy.

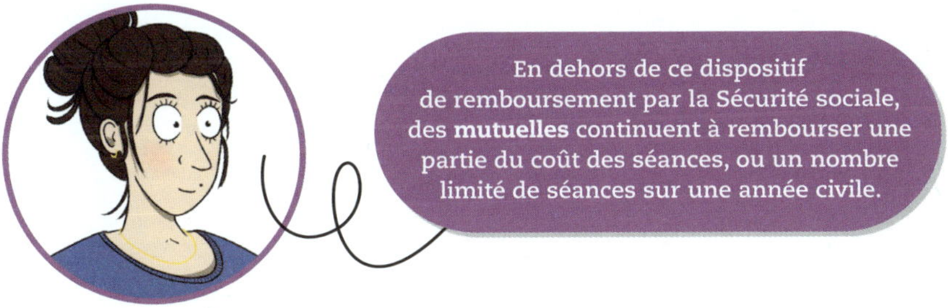

Il existe également des services publics en Suisse, Belgique et au Québec, mais les listes d'attente peuvent être longues, et l'accès aux soins dépend de la gravité de la situation sur le plan psychique et social.

En Belgique, les psychothérapies par des psychologues cliniciens agréés peuvent être partiellement remboursées par l'INAMI (Institut national d'assurance maladie-invalidité) pour certains troubles.

En Suisse, les psychothérapies sont remboursées par l'assurance de base (LAMal) si elles sont prescrites par un médecin.

Au Québec, il n'y a pas de remboursement public pour les psychothérapies privées, mais elles peuvent être couvertes par les assurances privées et certains programmes d'aide.

Quand consulter ?

Quand consulter ?

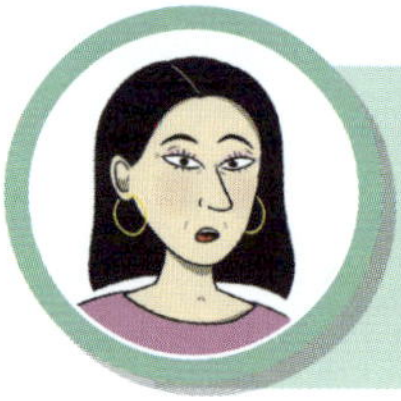

Est-ce que je peux consulter un psy ponctuellement, seulement quand je ne vais pas bien ?

Même si cela est mieux que rien pour commencer, je ne pense pas que ce soit efficace.

Quand on a déjà effectué un travail psychothérapeutique, par contre, une séance ponctuelle est envisageable. Cela peut avoir du sens pour se remettre sur la bonne voie ou en cas de coup dur occasionnel. On peut par exemple retourner voir son psy quelques mois ou années après avoir fini sa psychothérapie, pour une seule séance ou quelques-unes en cas de besoin.

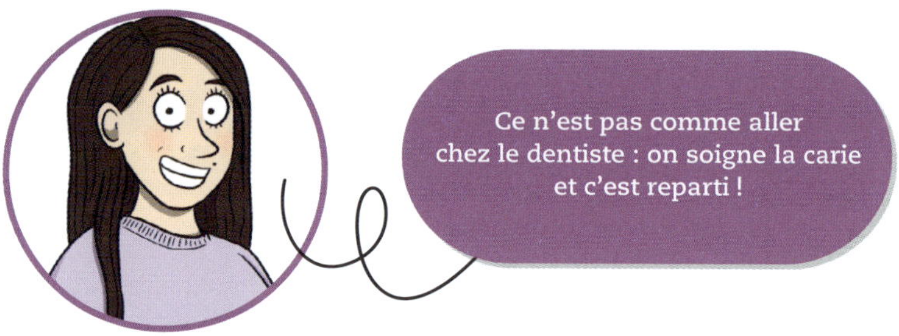
Ce n'est pas comme aller chez le dentiste : on soigne la carie et c'est reparti !

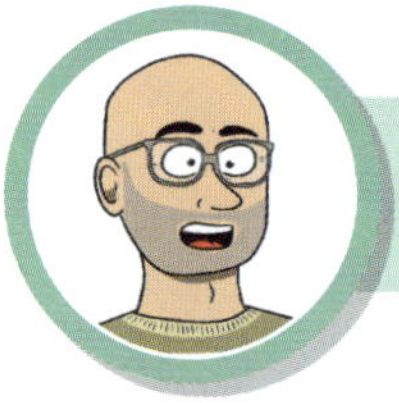

Est-ce que voir un psy, c'est être fou/folle ?

C'est un cliché qui a la vie dure ! La réponse est : Non !

Dans la même veine, aller voir un psy ne veut pas non plus dire qu'on est faible ! Au contraire, reconnaître qu'on a besoin d'aide peut demander une grande force.

Exemples de profils acceptés :

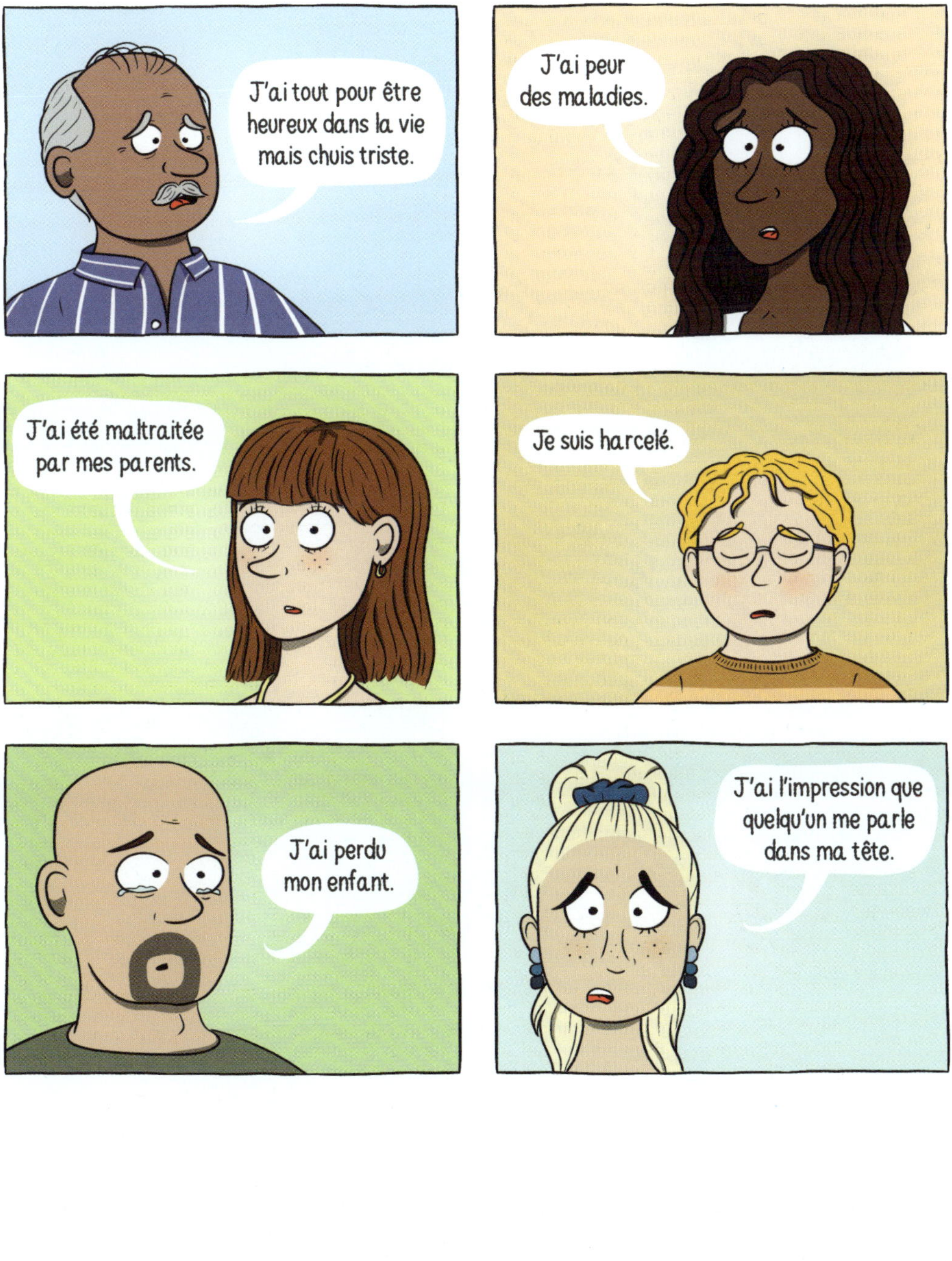
J'ai tout pour être heureux dans la vie mais chuis triste.
J'ai peur des maladies.
J'ai été maltraitée par mes parents.
Je suis harcelé.
J'ai perdu mon enfant.
J'ai l'impression que quelqu'un me parle dans ma tête.

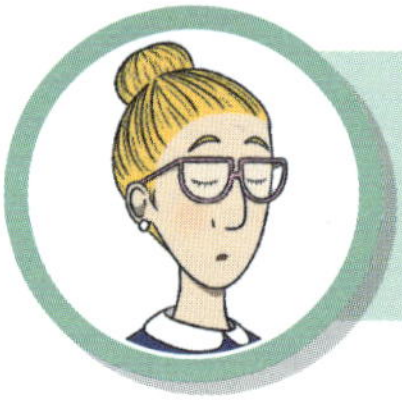

Dois-je consulter seulement pour des événements graves ?

Ce qui est grave pour quelqu'un peut ne pas l'être pour quelqu'un d'autre. Nous avons tous et toutes une petite voix dans la tête qui peut arriver à nous faire voir tout en noir, ou à nous faire anticiper le pire tout le temps. Tout le monde peut ressentir des émotions désagréables et vouloir chercher à s'en débarrasser, ou obéir à des pensées inutiles et perdre sa liberté de comportements en chemin.

Donc NON : il n'est pas nécessaire d'avoir vécu quelque chose de traumatisant pour consulter.

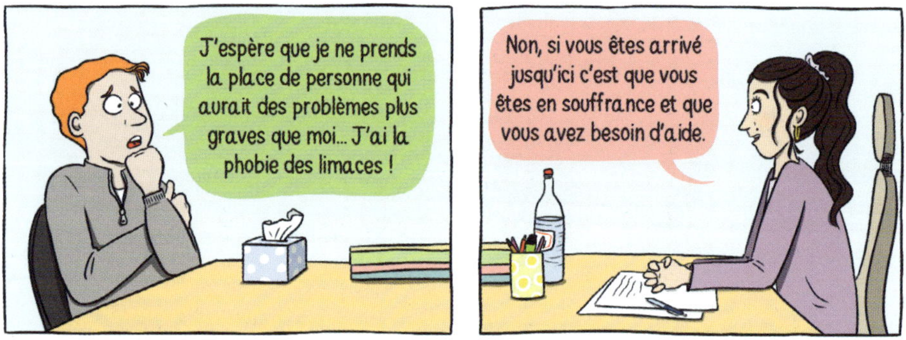
J'espère que je ne prends la place de personne qui aurait des problèmes plus graves que moi... J'ai la phobie des limaces !
Non, si vous êtes arrivé jusqu'ici c'est que vous êtes en souffrance et que vous avez besoin d'aide.

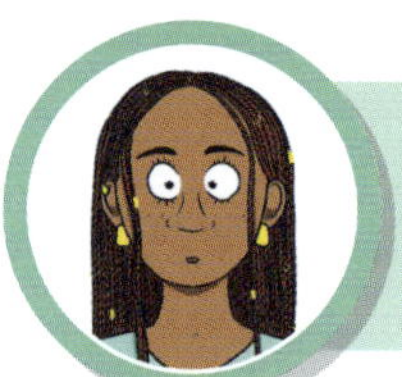

Est-ce qu'il y a un âge limite pour faire une psychothérapie ?

Non, on peut commencer un travail sur soi à n'importe quel âge ! De nouveaux projets germent tout au long de la vie, tout comme les blocages pour les réaliser…

Depuis mes débuts en cabinet privé, j'ai pu avoir en psychothérapie des personnes âgées de 3 à… 89 ans !

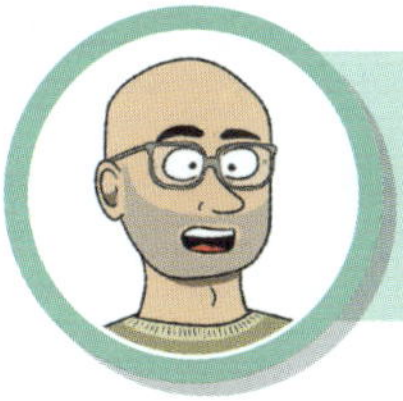

Est-ce que c'est bizarre d'avoir peur avant d'aller voir un psy ?

Non : c'est une situation qui sort de l'ordinaire où on est amené à se montrer vulnérable, à parler de choses désagréables qu'on a peut-être mises sous le tapis pendant longtemps, et tout ça à un·e inconnu·e !

On peut avoir peur que ça bouleverse notre quotidien même si on est en souffrance, que ça nous déstabilise trop, et que, peut-être, la situation empire. Même si c'est connu et consenti avec le but d'évoluer vers du mieux, faire une psychothérapie peut faire vivre des émotions désagréables et, oui, ça peut faire peur.

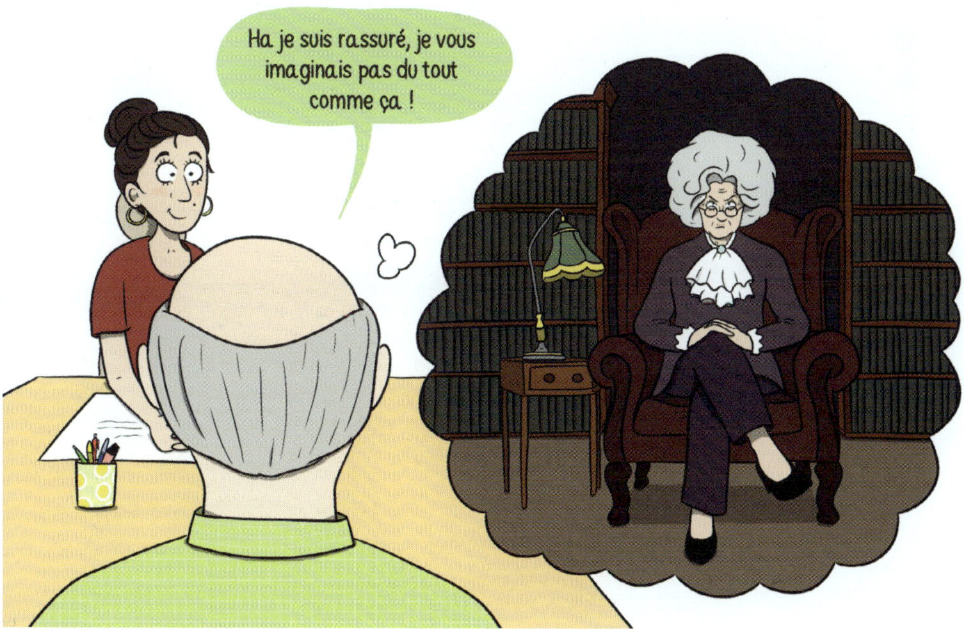
Ha je suis rassuré, je vous imaginais pas du tout comme ça !

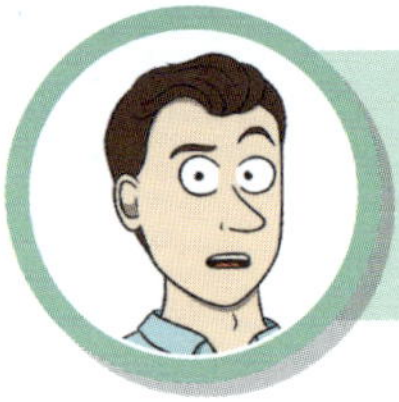

La décision d'aller voir un psy est-elle influencée par le genre ?

Le genre peut effectivement influencer la décision de consulter un psy, ceci en raison des attentes sociales et des **stéréotypes** liés à la masculinité et à la féminité.

En effet, dans de nombreuses cultures, comme en France, les femmes sont davantage encouragées à exprimer leurs émotions et à demander de l'aide dans des situations de détresse psychologique. En parallèle, il existe des stéréotypes qui associent la virilité à la répression émotionnelle et à la force mentale.

En France, le **taux de suicide** est environ trois fois plus élevé chez les hommes que chez les femmes. La tendance est la même dans tous les pays où l'on peut avoir des données. Aux stéréotypes qui font que les hommes demandent moins d'aide, viennent s'ajouter les méthodes utilisées pour mettre fin à leurs jours, genrées également : elles sont plus violentes et mortellement efficaces chez les hommes.

Il est important de noter que ces dynamiques évoluent avec le temps. L'approche de la santé mentale devient de plus en plus inclusive et déstigmatisée. De nombreuses campagnes et initiatives cherchent à encourager les hommes à consulter pour leurs problèmes de santé mentale, à reconnaître que la psychothérapie n'est pas un signe de faiblesse.

Et de plus en plus de femmes se tournent également vers la psychothérapie en cas de besoin.

À SAVOIR

Vous trouverez des données complètes et très riches sur ces deux sites :

- Santé publique France – Rapport 2022 sur la santé mentale www.santepubliquefrance.fr.
- Organisation mondiale de la santé (OMS) – Rapport 2022 sur la santé mentale www.who.int.

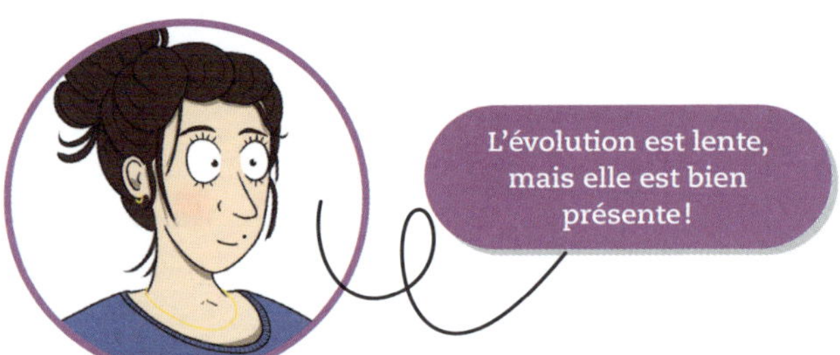

Comment choisir mon psy ?

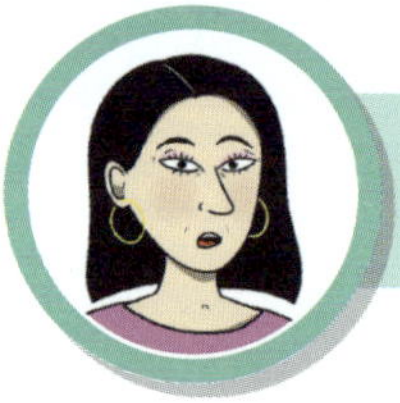

Où trouver un psy ?

Vous pouvez demander des coordonnées de psy à votre **médecin traitant**, ou demander à votre **entourage** si vous êtes à l'aise pour en parler.

Si vous connaissez l'orientation théorique que vous recherchez, vous pouvez aussi vous tourner vers des **associations** qui en regroupent les professionnel·les. Par exemple, pour les TCC, il existe l'annuaire de l'AFTCC[1] où vous pouvez faire une recherche en fonction de la localisation, de la pathologie, des compétences et des techniques utilisées.

Le site d'une autre association française, l'AFFORTHECC[2], contient également de nombreuses informations qui pourraient vous être utiles.

MON CONSEIL

Si vous cherchez un psy sur Google Maps, par exemple, je vous conseille d'aller voir en détails les sites Internet des professionnel·les ou leurs présentations sur d'autres supports disponibles.
Vous pourrez ainsi voir :
- leurs diplômes (reconnus ou non par l'État) ;
- leurs formations ;
- leur type de patientèle ;
- si cela semble correspondre à votre demande ou non.

Annuaire des professionnel·les TCCistes :

- Ouest : ATCCO www.atcco.fr
- Bourgogne : APTCCB www.aptccb.fr
- Bretagne : ABTCC www.abtcc.fr
- Alsace-Lorraine : ATCCAL www.atccal.fr
- Bordeaux : IRCCADE www.irccade.com
- Marseille : ATCCM www.atccm.fr
- Nord : ATCCN www.atccn.fr

AEMTC www.aemtc.be

ASTCC www.astcc.ch

ACTCC www.actcc.org

1. https://www.aftcc.org/annuaire.
2. www.afforthecc.org.

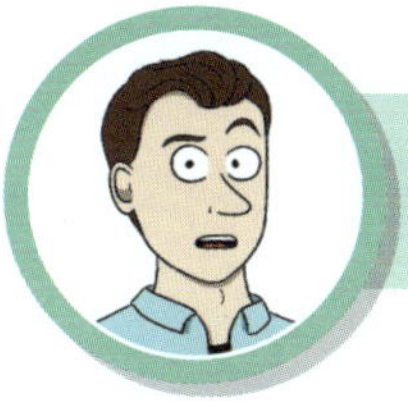

Comment prendre rendez-vous ?

Tous les psys ne fonctionnent pas de la même façon pour la prise de rendez-vous. On peut utiliser :

- une plateforme en ligne ;
- les appels téléphoniques ;
- les SMS ;
- les e-mails.

À SAVOIR

Tous les psys n'ont pas de service de secrétariat et, malheureusement, rappeler toutes les personnes, même si c'est plus chaleureux, devient vite chronophage. C'est pourquoi l'usage du message écrit, quelle que soit sa forme, peut faire gagner du temps à votre psy.

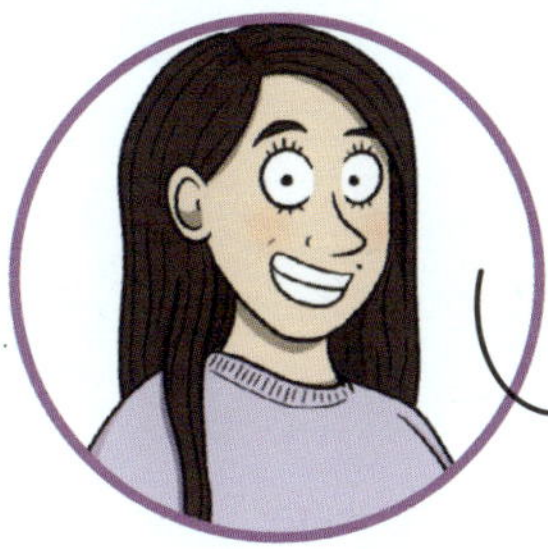

Selon moi, l'idéal est d'envoyer un message écrit avec des informations précises. Par exemple :

- ☐ Comment avez-vous trouvé mes coordonnées ?
- ☐ Quelle est la nature de votre demande, si possible ?
- ☐ Votre demande est-elle urgente ?
- ☐ Quelles sont vos disponibilités horaires pour un éventuel rendez-vous ?

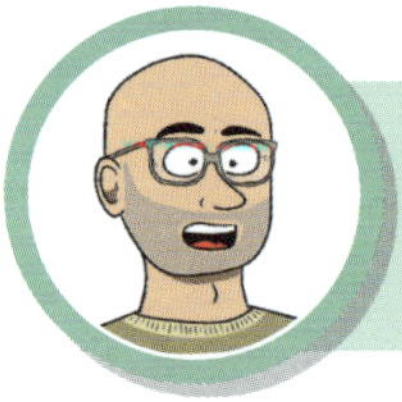

Comment savoir si c'est la bonne personne pour moi?

Tout comme on trouve le « bon plombier », le « bon boulanger », le « bon informaticien », le « bon dentiste », il peut y avoir des « bons psys »… et donc des « mauvais ». Mais cela reste **subjectif** et l'important est surtout de trouver la bonne personne **pour vous**, car ce qui convient à l'un·e ne conviendra pas à l'autre.

MON CONSEIL

Renseignez-vous, demandez conseil à votre entourage ou à votre médecin généraliste, testez, et n'hésitez pas à prendre votre temps pour réfléchir et ne pas vous engager tout de suite. Si vous ne vous sentez pas accepté·e ou compris·e, cherchez une autre personne.

Côté psy, la réponse peut dépendre de :

- son orientation théorique ;
- ses compétences ;
- sa personnalité ;
- ses qualités relationnelles.

De votre côté, de votre propre feeling et de vos attentes.

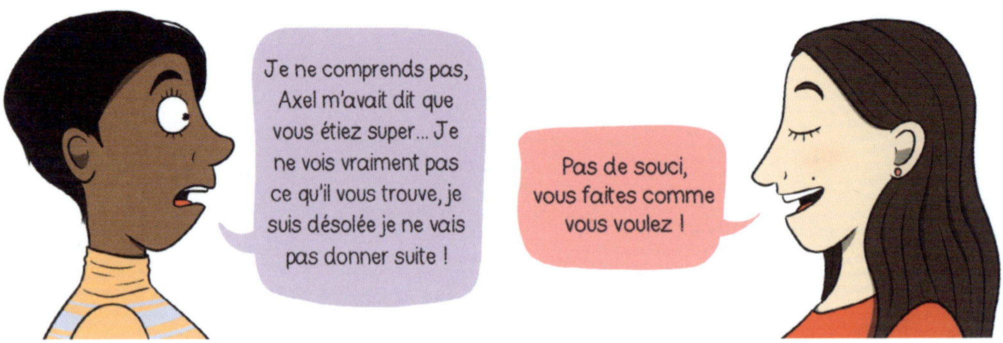

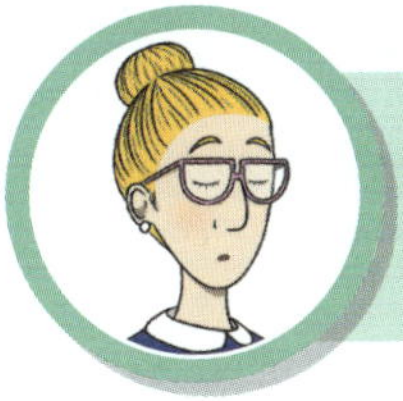

Ai-je le droit de changer de psy après plusieurs séances ?

À SAVOIR

Changer de psy très souvent et de manière impulsive est problématique car cela ne permet pas d'entamer un vrai travail psychothérapeutique.

Oui bien sûr ! Ce n'est peut-être pas ou plus la bonne personne pour vous après quelque temps, ou peut-être avez-vous besoin de changer de type de psychothérapie.

On peut ne pas oser quitter son psy même si cela fait longtemps qu'on voudrait changer, et cela pour des raisons diverses :

- forme de dépendance ;
- peur du conflit ;
- peur de se tromper en changeant sans que cela ait été suggéré par le psy lui-même ;
- peur de blesser le psy ;
- peur de casser un lien et de ne pas pouvoir reconsulter cette même personne si on en a besoin plus tard…

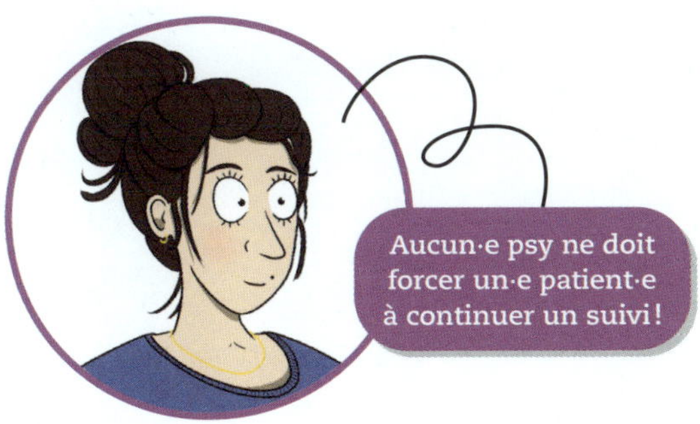
Aucun·e psy ne doit forcer un·e patient·e à continuer un suivi !

Comment choisir mon psy ?

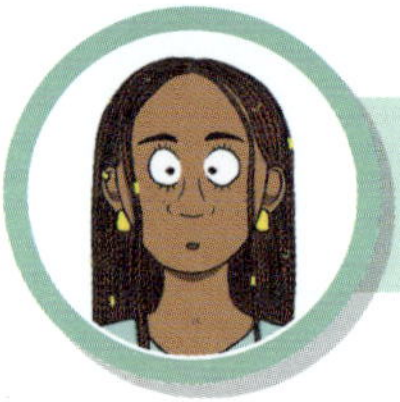

Ma psy est jeune, est-elle compétente ?

Bien sûr que oui ! Sa formation est toute récente, ses connaissances sont à jour scientifiquement. Cependant, comme elle sait qu'elle a l'air jeune, elle pourrait chercher à compenser en s'habillant comme une psy sérieuse et compétente « devrait » s'habiller.

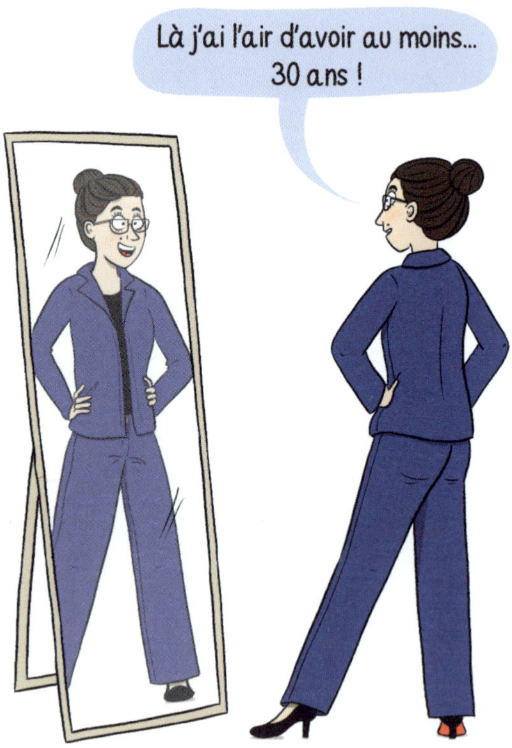

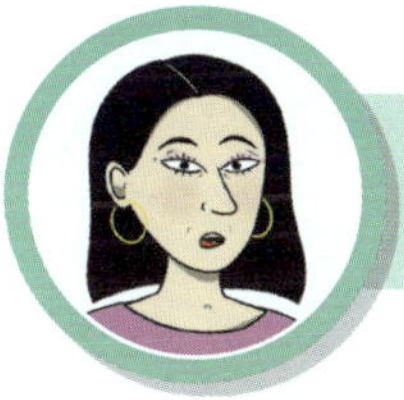

Ma psy est âgée, est-elle compétente ?

Oui ! Elle a de l'expérience, plus de savoir-faire et de connaissances acquis avec le temps, et elle a probablement davantage confiance en elle.

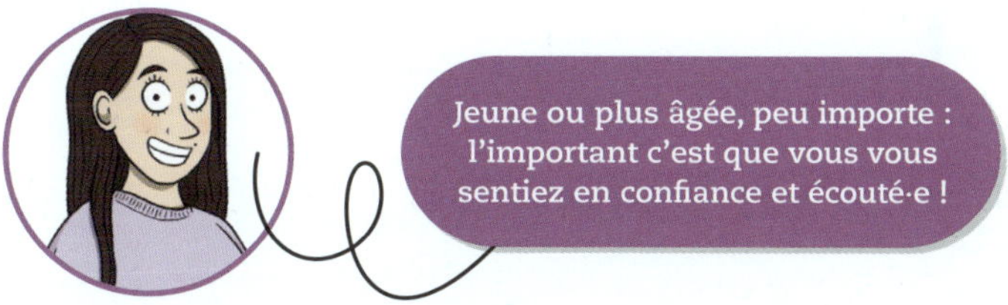

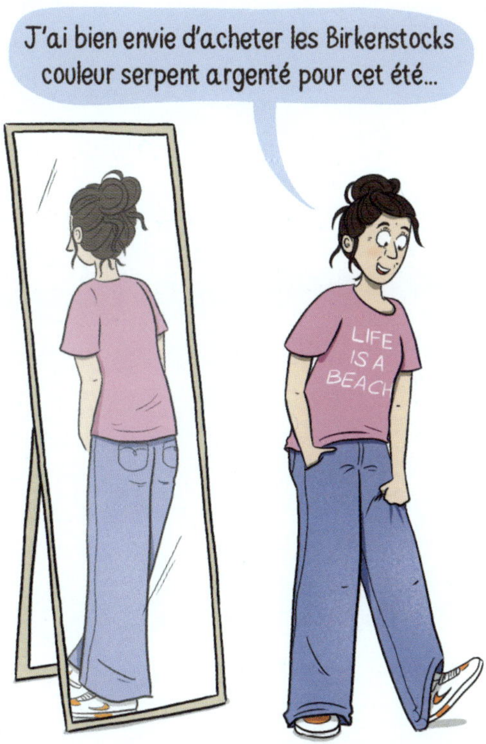
J'ai bien envie d'acheter les Birkenstocks couleur serpent argenté pour cet été...

Quels sont les droits et obligations du psy ?

Quels sont les droits et obligations du psy ?

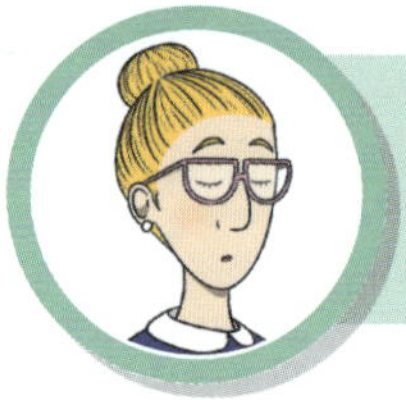

Un psy peut-il refuser de prendre un·e patient·e en thérapie ?

Oui, car le feeling doit être mutuel. Parfois, on ne se sent pas compétent·e par rapport à la demande ou on peut se sentir en insécurité avec la personne, par exemple si un patient se montre agressif ou particulièrement irrespectueux.

On ne prend pas non plus en psychothérapie des personnes que l'on connaît (famille, ami·es, collègues), ou qui sont en conflit avec des patient·es qu'on a déjà.

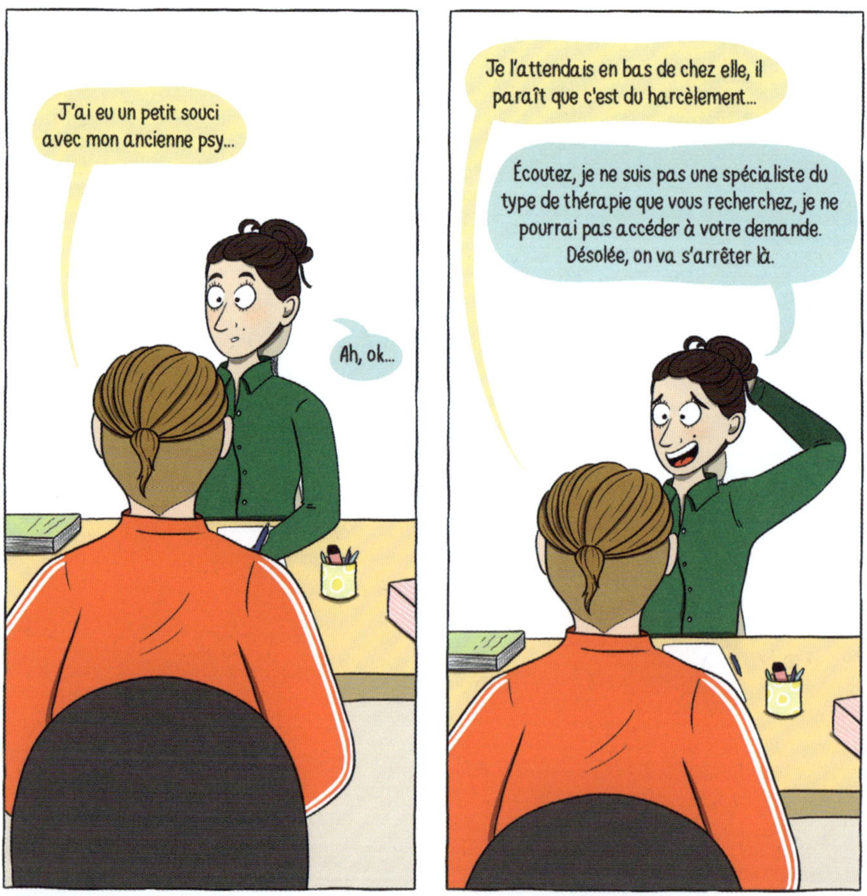
J'ai eu un petit souci avec mon ancienne psy...
Ah, ok...
Je l'attendais en bas de chez elle, il paraît que c'est du harcèlement...
Écoutez, je ne suis pas une spécialiste du type de thérapie que vous recherchez, je ne pourrai pas accéder à votre demande. Désolée, on va s'arrêter là.

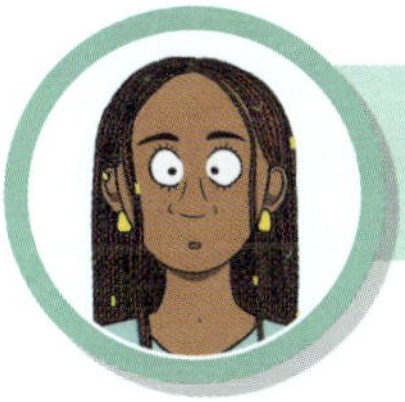

Est-ce que les psys voient des psys ?

Oui ! Heureusement, en cas de soucis personnels divers et variés, ou pour se faire superviser[1], c'est-à-dire voir un·e autre psy pour parler de ses patient·es, en respectant leur anonymat.

À l'AFTCC (Association française de thérapie comportementale et cognitive), il existe une formation spécifique qui s'étend sur une année pour devenir superviseur.

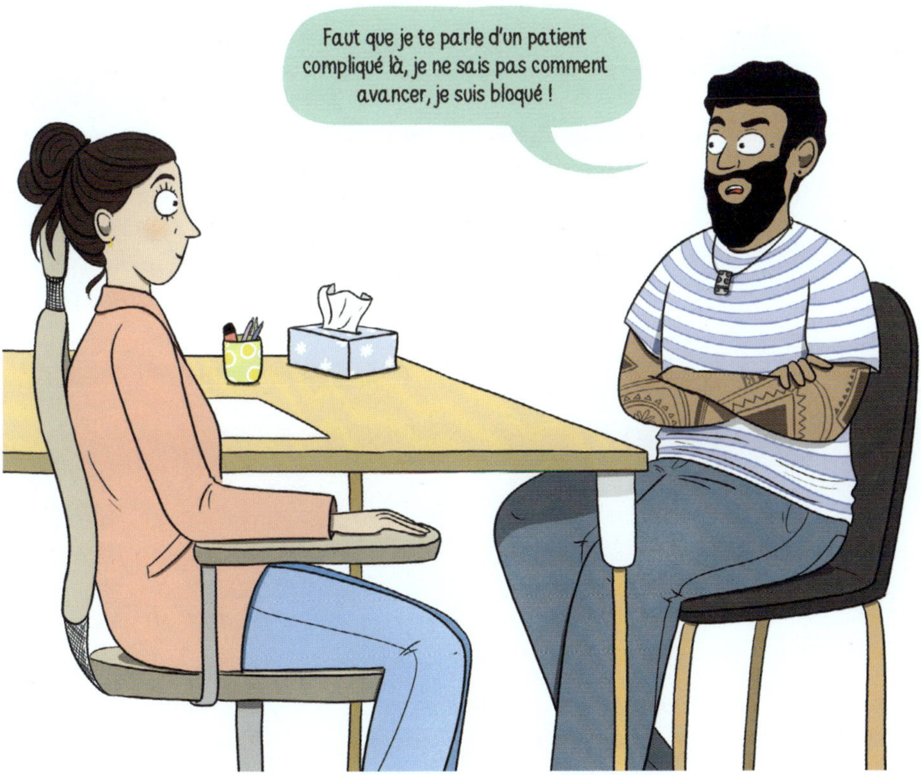
Faut que je te parle d'un patient compliqué là, je ne sais pas comment avancer, je suis bloqué !

1. Voir p. 21

Quels sont les droits et obligations du psy ?

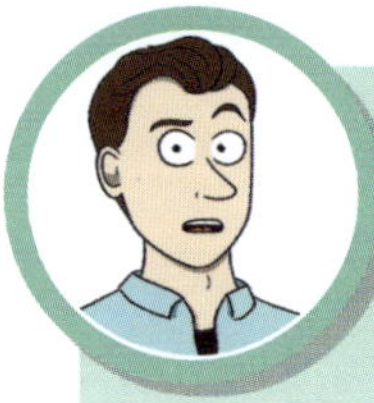

Le secret professionnel existe-t-il chez les psychologues exerçant en cabinet libéral ? Peut-il être rompu ?

En France, les psychologues exerçant en libéral sont soumis au secret professionnel, bien que cette obligation découle principalement de la jurisprudence et de leurs codes de déontologie, plutôt que d'une mention explicite dans la loi. Il peut être rompu en cas de « **non-assistance à personne en danger** ».

« Quiconque pouvant empêcher par son action immédiate, sans risque pour lui ou pour les tiers, soit un crime, soit un délit contre l'intégrité corporelle de la personne s'abstient volontairement de le faire est puni de cinq ans d'emprisonnement et de 75 000 € d'amende. Sera puni des mêmes peines quiconque s'abstient volontairement de porter à une personne en péril l'assistance que, sans risque pour lui ou pour les tiers, il pouvait lui prêter soit par son action personnelle, soit en provoquant un secours ».

Article 223-6 du Code pénal

Ce texte place tout·e citoyen·ne au même niveau d'obligation d'assister une personne en péril, éventuellement en alertant les services d'urgence. Cette obligation d'assistance passe alors au-dessus de tout secret professionnel, qu'il soit légal ou déontologique ; au psychologue d'évaluer quelles informations minimales il doit communiquer pour une intervention efficace des secours tout en préservant l'intimité de la personne.

DÉFINITION

Le péril s'entend ici comme un danger imminent, probable, et avec des conséquences attendues graves (atteinte physique grave ou vitale).

En France, Belgique et Suisse, le psy, après son **évaluation de la situation,** peut lever le secret pour signaler certaines situations de danger pour la personne, notamment lorsqu'il est informé de maltraitance, de risques de suicide ou de violence.

Au Québec, il existe une **obligation légale de signaler** certaines situations, notamment en cas de maltraitance envers les enfants ou si un·e patient·e manifeste des intentions suicidaires ou violentes.

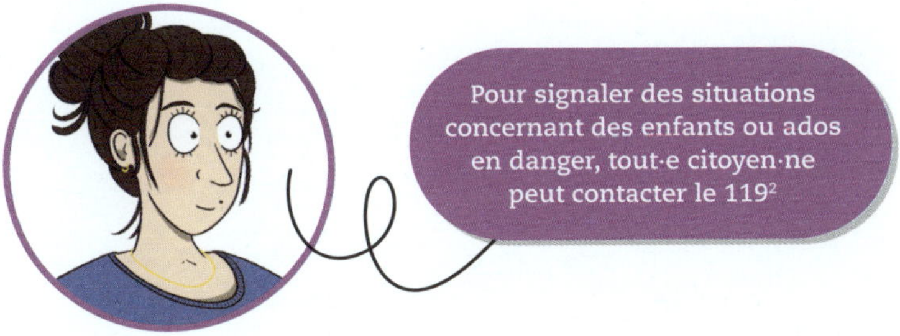
Pour signaler des situations concernant des enfants ou ados en danger, tout·e citoyen·ne peut contacter le 119[2]

2. Allô Enfance en Danger : numéro français d'urgence, gratuit et anonyme, fonctionnant 24h/24 et 7j/7.
En Belgique, les enfants et les ados peuvent appeler le 103 (Écoute Enfants).
En Suisse, ils peuvent appeler le 147 (Pro Juventute).
Au Québec, toute personne peut joindre la ligne d'urgence de la Direction de la Protection de la Jeunesse de la région où l'enfant réside (voir site internet du gouvernement québécois).

PARTIE 2

Comment se passe une psychothérapie ?

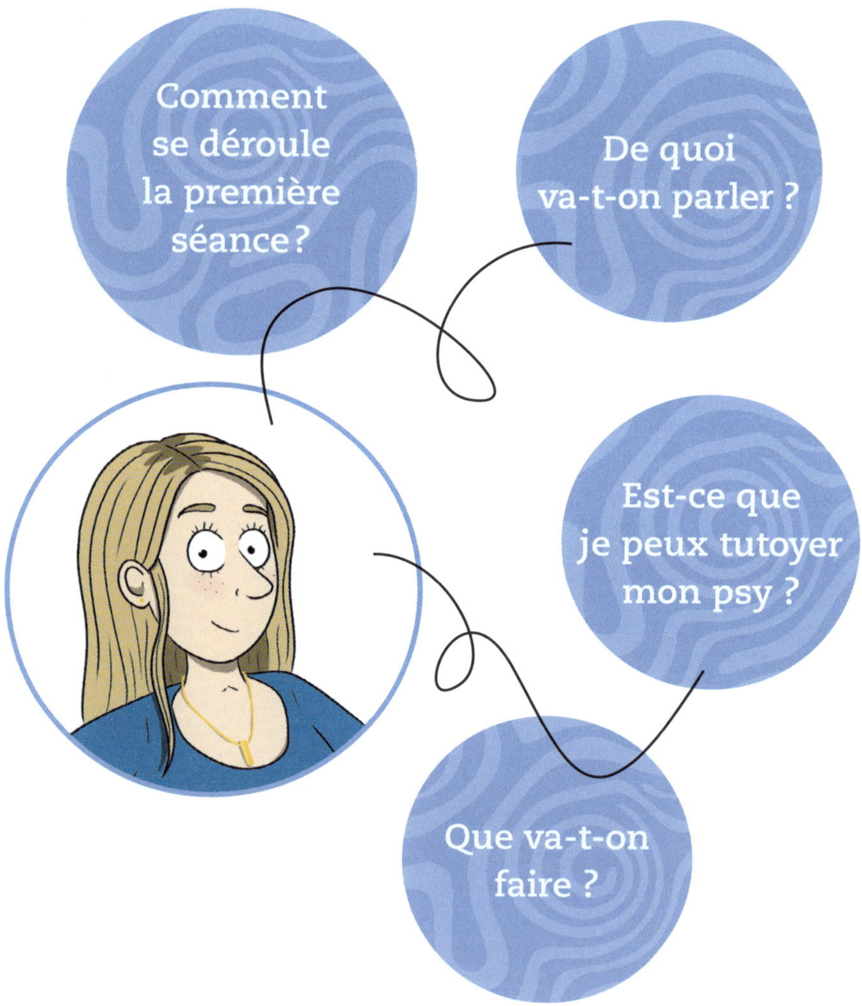

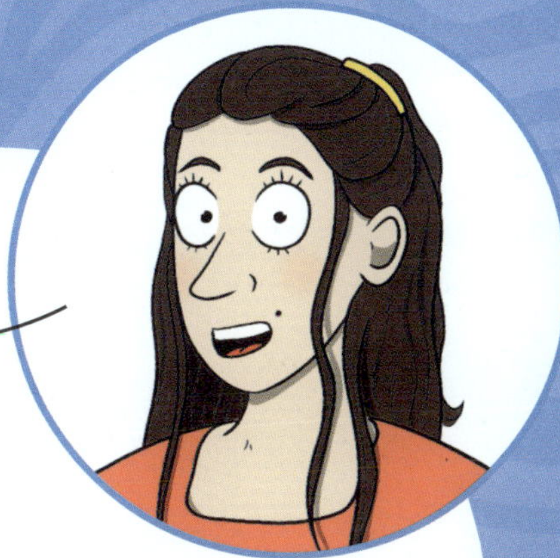

Pour que vous sachiez
où vous mettez les pieds,
je vais détailler le fonctionnement
d'une psychothérapie,
de nos interactions
et des outils utilisés.

Se préparer à la première séance

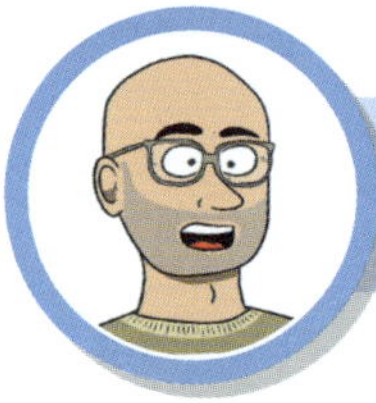

Ça ressemble à quoi, le bureau d'un psy ?

Ça dépend du psy, mais il y a de grands classiques en termes d'ameublement : des fauteuils, éventuellement un canapé, un bureau.

Chez les psys d'orientation psychanalytique ou qui pratiquent l'hypnose, ou encore la relaxation, il peut y avoir un divan ou une méridienne pour que le ou la patient·e puisse être en position allongée.

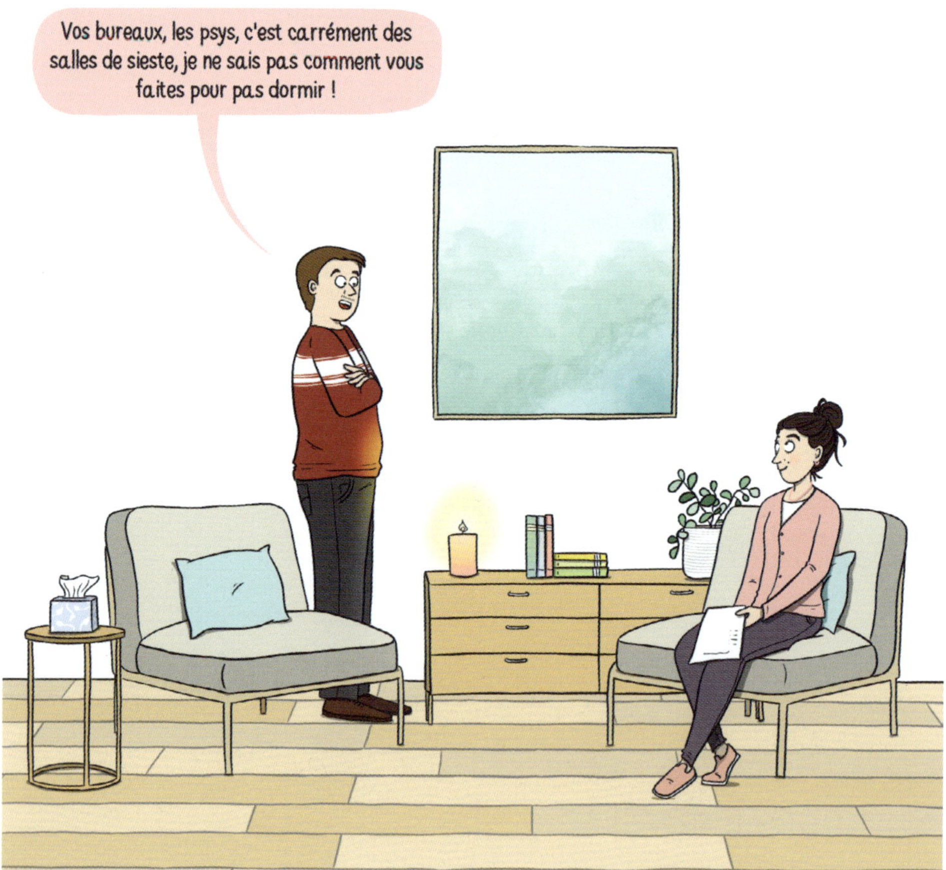
Vos bureaux, les psys, c'est carrément des salles de sieste, je ne sais pas comment vous faites pour pas dormir !

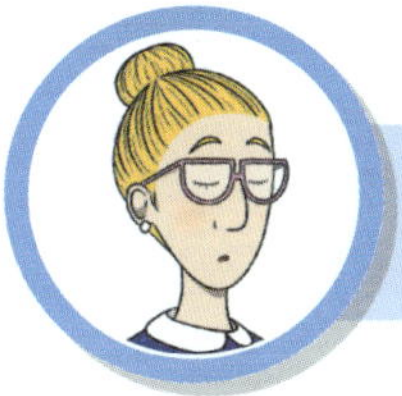

Comment se déroule la première séance ?

Ça dépend du psy, de son orientation théorique, de sa personnalité et de la vôtre. Globalement, cette première séance sert à **faire connaissance**, à verbaliser votre **demande** par rapport à un suivi psychothérapeutique ou à éclaircir votre demande si besoin. En TCC, on peut déjà essayer de fixer un ou des **objectifs** de changement de comportement.

La première séance sert également à comprendre comment le psy travaille pour savoir si cela correspond à **vos attentes** ou besoins, à poser **vos questions** et à voir si le **feeling** passe bien entre vous. C'est important de vous sentir à l'aise : si ce n'est pas le cas, quelle que soit la raison, n'hésitez pas à chercher une autre personne.

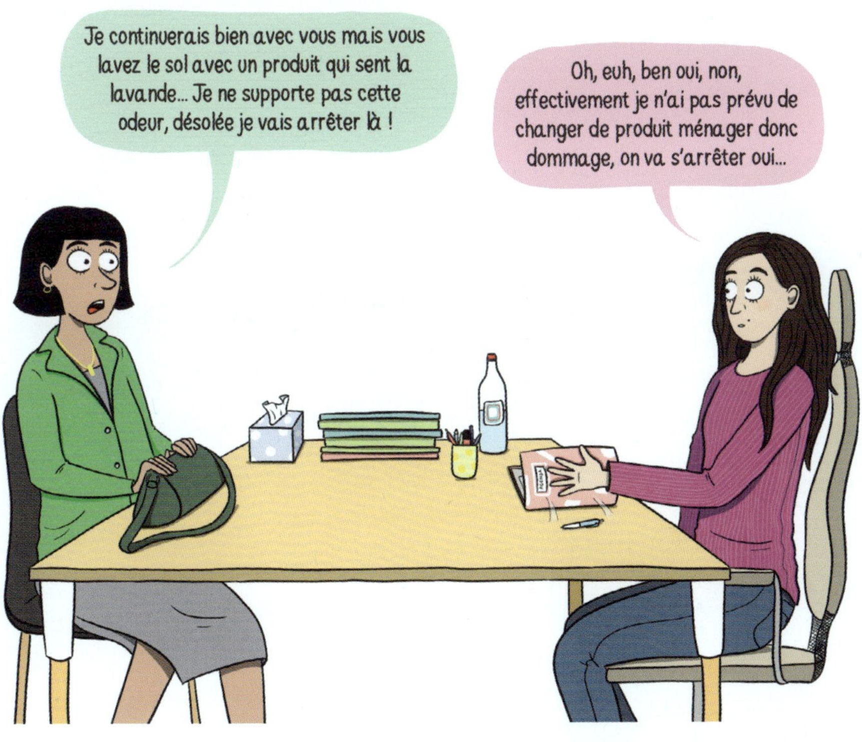
Je continuerais bien avec vous mais vous lavez le sol avec un produit qui sent la lavande... Je ne supporte pas cette odeur, désolée je vais arrêter là !
Oh, euh, ben oui, non, effectivement je n'ai pas prévu de changer de produit ménager donc dommage, on va s'arrêter oui...

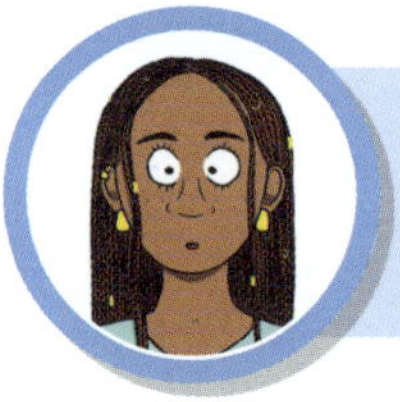

Puis-je demander à mon psy de m'expliquer sa façon de travailler ?

Oui ! C'est même indispensable de le faire pour savoir si son approche théorique vous correspond. Une psychothérapie ne doit pas être considérée comme magique ou obscure ; on doit pouvoir comprendre qu'est-ce qu'on fait là, ensemble, en toute transparence.

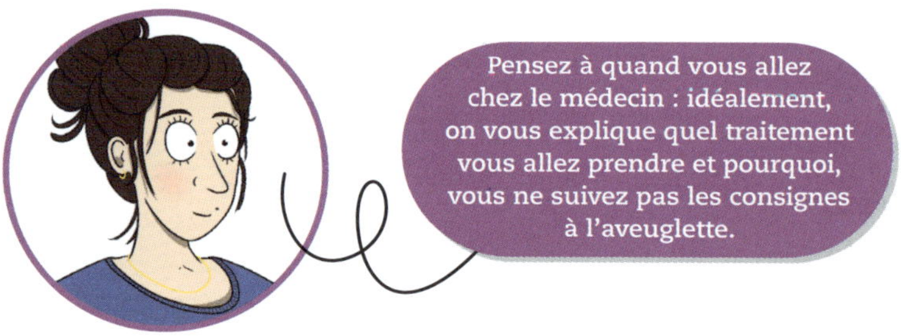

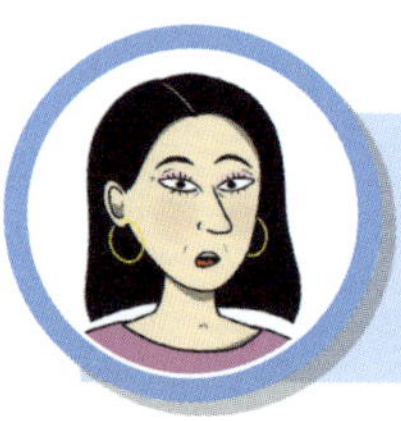

Est-ce que je peux demander combien de temps ça va durer ?

Vous pouvez toujours demander ! Il est cependant difficile de le savoir dès la première séance car la durée de la psychothérapie dépend de multiples facteurs : la complexité de la demande, l'ancienneté des difficultés, l'alliance thérapeutique, l'implication du ou de la patient·e dans le suivi, les événements de vie qui peuvent jalonner le suivi lui-même…

Au mieux, le psy vous donnera une **estimation** selon son type d'orientation théorique.

Comment interagir avec mon psy et qu'attendre en retour ?

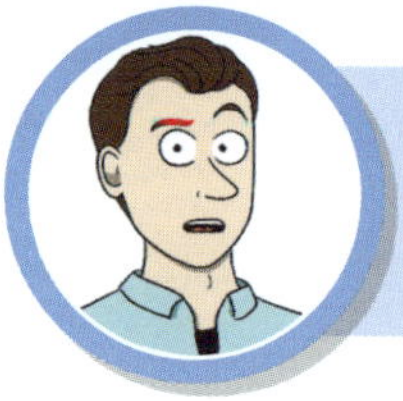

**Mon psy va-t-il parler pendant la séance ?
Si oui, utilisera-t-il des mots simples ?**

Le psy qui ne dit rien en séance, ou qui fait « Hum hum… » de temps en temps, est un cliché que beaucoup de personnes peuvent avoir en tête. En réalité, la quantité de parole peut varier en fonction du cadre théorique et de la personnalité du psy.

En TCC, le style est très interactif : le psychologue pose beaucoup de questions, explique ses hypothèses et vérifie régulièrement que la personne en face a bien compris, ou si elle a des questions à poser.

Dans certaines psychothérapies, comme les TCC, la **psychoéducation** est importante.

DÉFINITION

La **psychoéducation** vise à transmettre au patient ou à la patiente des compétences et des connaissances en psychologie concernant les problématiques qui lui sont propres. Cela permet d'éclairer ses prises de décision et ses actions. La psychoéducation renforce l'autonomie de la personne face à ses souffrances.

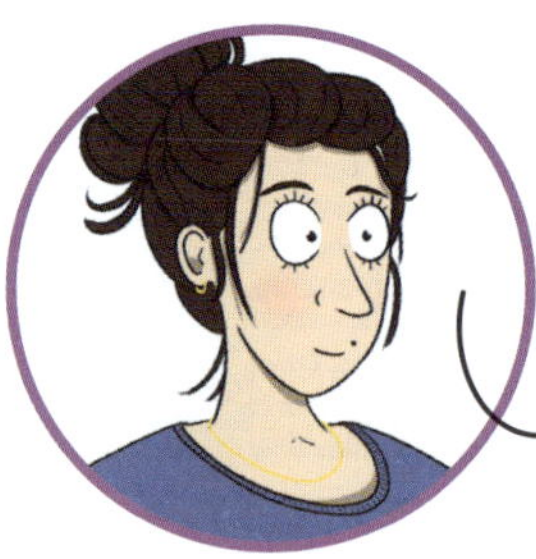

N'hésitez pas à interrompre votre psy pour poser des questions si vous ne comprenez pas quelque chose.

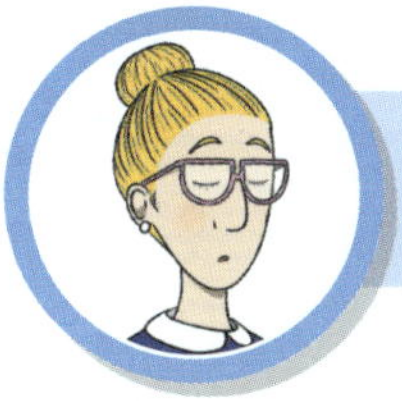

Est-ce que je peux ou dois tout dire à mon psy ?

Chacun·e est libre de dire ce qu'il veut, et donc de ne pas dire certaines choses.

De plus, avec les contraintes d'une séance – temps limité, oublis involontaires, difficulté à aborder des sujets que l'on estime trop honteux, peur du jugement malgré toute la bienveillance de la personne en face… – il est impossible de tout dire.

Toutefois, ce serait dommage d'omettre des éléments importants pour avancer dans la psychothérapie.

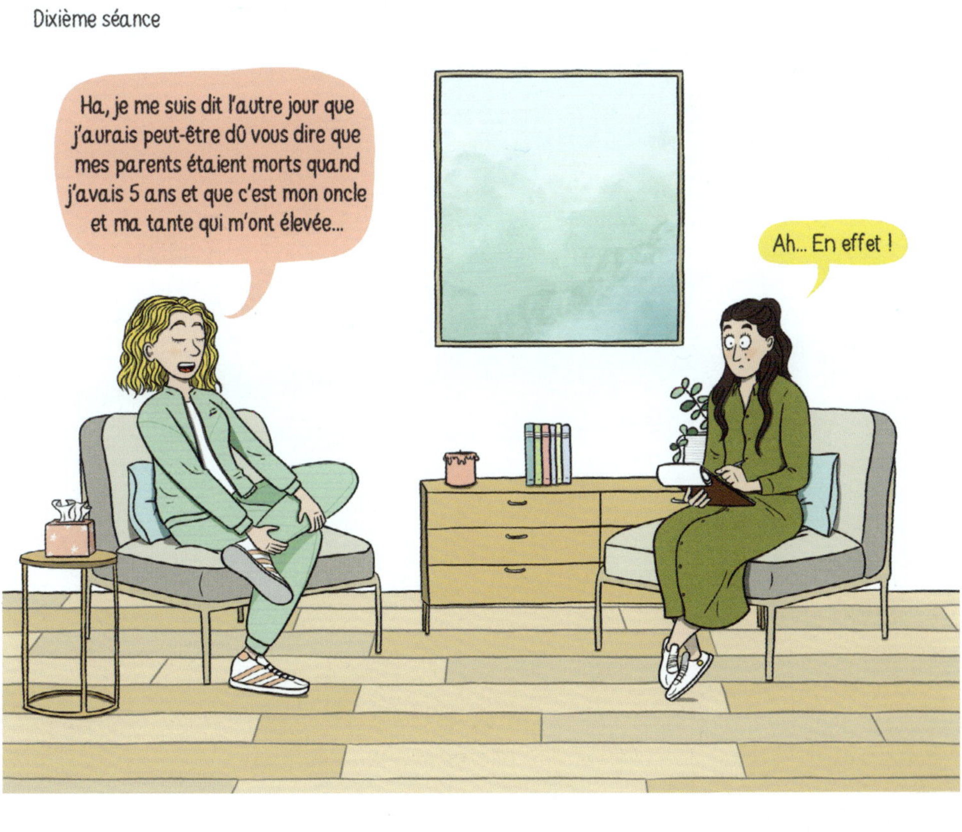
Dixième séance
Ha, je me suis dit l'autre jour que j'aurais peut-être dû vous dire que mes parents étaient morts quand j'avais 5 ans et que c'est mon oncle et ma tante qui m'ont élevée…
Ah… En effet !

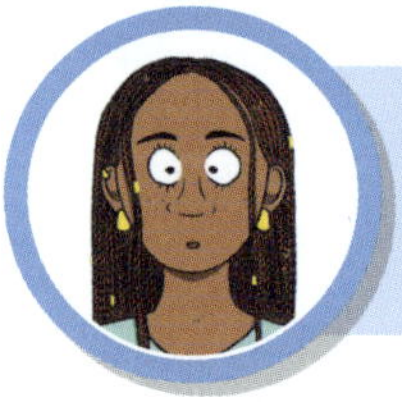

Est-ce que mon psy peut faire de l'humour en séance ?

Oui ! La quantité de blagues varie bien sûr en fonction du cadre théorique, de votre personnalité et de celle du psy. L'humour peut être un outil très intéressant pour créer un lien avec le ou la patient·e, et faire passer des messages.

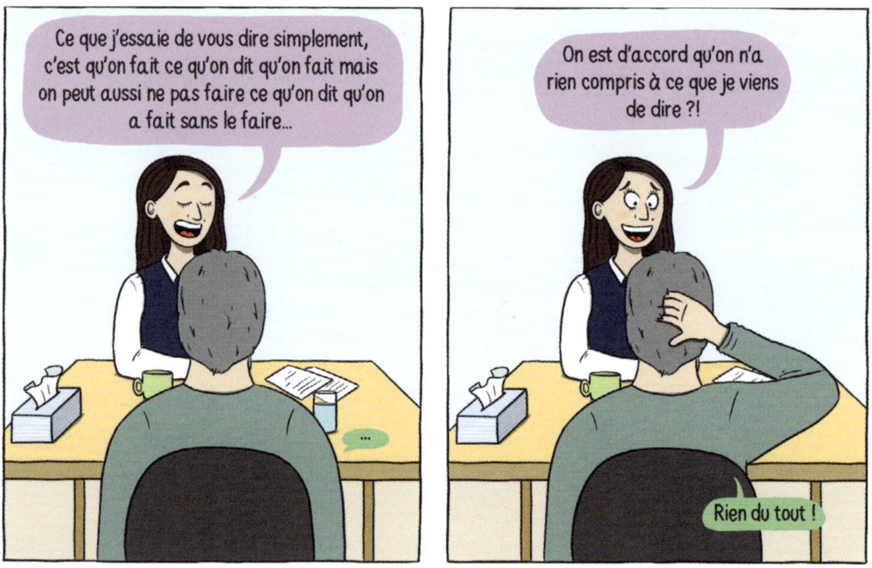
Ce que j'essaie de vous dire simplement, c'est qu'on fait ce qu'on dit qu'on fait mais on peut aussi ne pas faire ce qu'on dit qu'on a fait sans le faire...
...
On est d'accord qu'on n'a rien compris à ce que je viens de dire ?!
Rien du tout !

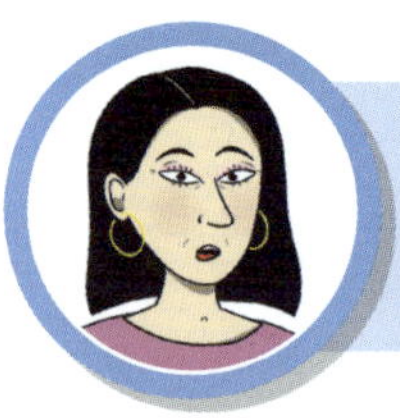

Mon psy peut-il me raconter des anecdotes de sa vie ?

Ça dépend de l'orientation théorique, de la personnalité du psy et de son expérience. En TCC ça se fait, oui, ponctuellement, si cela a un intérêt thérapeutique évidemment ! Cela porte même un nom : la « **révélation de soi** ».

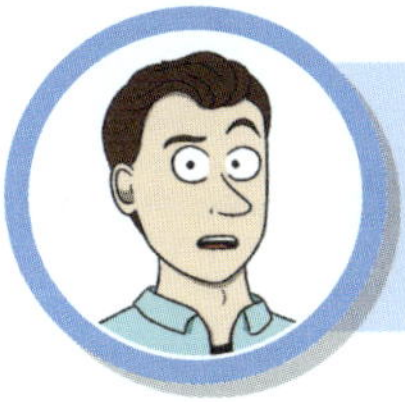

Raconter mes rêves à mon psy est-il important ?

Si c'est important pour vous, oui ! Cela dépend aussi de l'orientation théorique de votre psy : en psychanalyse, par exemple, raconter ses rêves occupe une place importante.

D'un point de vue scientifique, les rêves sont un mélange de souvenirs et d'événements vécus dans la journée. Une personne se souvient de ses rêves si elle est réveillée pendant une phase de sommeil paradoxal et non profond. Les cauchemars semblent être des moyens d'entraîner le cerveau pour le préparer à affronter le danger.

En TCC, on peut travailler directement sur les cauchemars récurrents qui peuvent être liés à des traumatismes, et essayer d'en changer le cours. Il n'y a aucune symbolique cachée ou interprétation à en faire au-delà de ce que l'on sait scientifiquement sur la question.

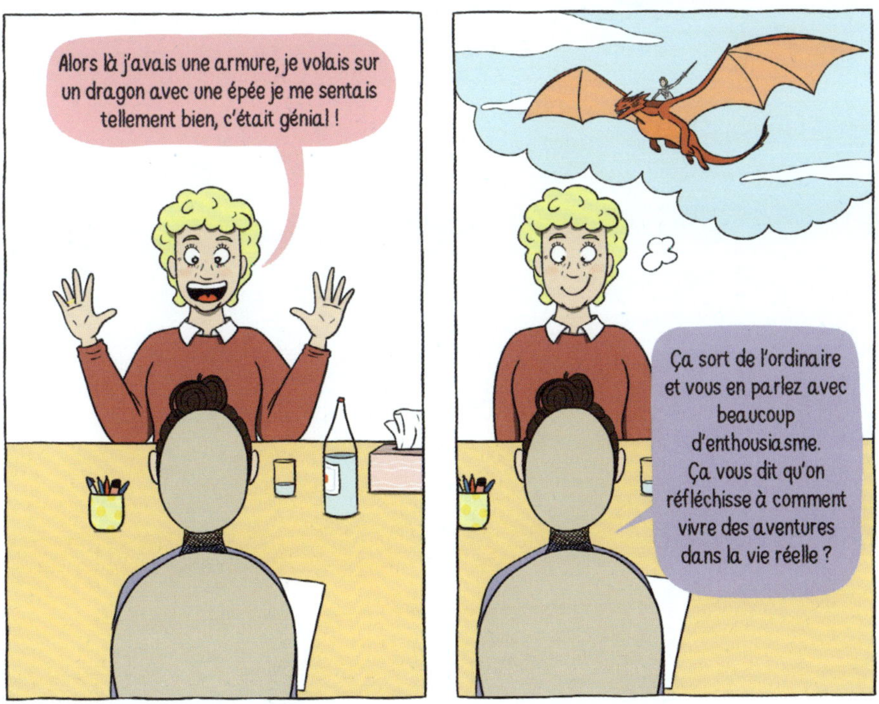
Alors là j'avais une armure, je volais sur un dragon avec une épée je me sentais tellement bien, c'était génial !
Ça sort de l'ordinaire et vous en parlez avec beaucoup d'enthousiasme. Ça vous dit qu'on réfléchisse à comment vivre des aventures dans la vie réelle ?

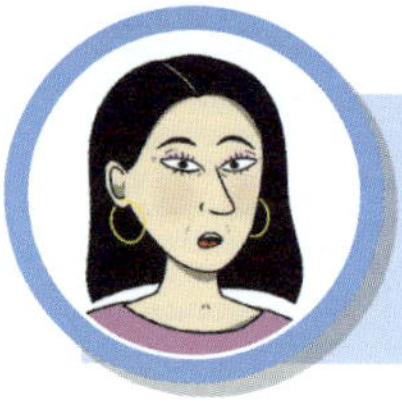

Va-t-il y avoir des contacts physiques entre mon psy et moi ?

Question assez délicate ! Certain·es psys vous répondront que non, jamais, car ce n'est pas approprié du tout. D'autres peuvent être plus souples sur ce point, toute proportion gardée évidemment !

Personnellement, travaillant avec des enfants depuis le début de ma carrière, j'ai été habituée à recevoir des câlins de la part de petit·es patient·es, et je les accueille volontiers.

Avec les patient·es adultes que je connais très bien, les contacts physiques sont toujours à mon initiative, et bien plus rares, dans le cas de situations particulièrement difficiles. Et je demande toujours le consentement ! Si tout le monde est à l'aise, ça peut créer plus de partage, d'humanité entre les personnes, avec une forme de consolation dans certaines circonstances.

Par exemple :

- poser une main sur le bras d'une patiente quand, parlant d'un événement traumatique où elle a failli mourir, elle fait une attaque de panique ;
- prendre une patiente dans mes bras lorsque son mari est décédé brutalement.

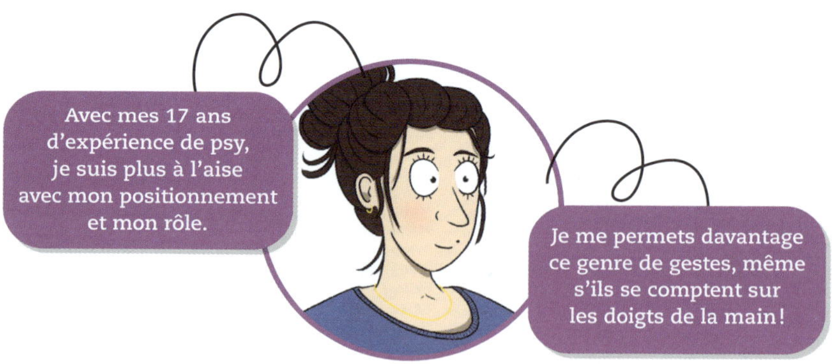
Avec mes 17 ans d'expérience de psy, je suis plus à l'aise avec mon positionnement et mon rôle.
Je me permets davantage ce genre de gestes, même s'ils se comptent sur les doigts de la main !

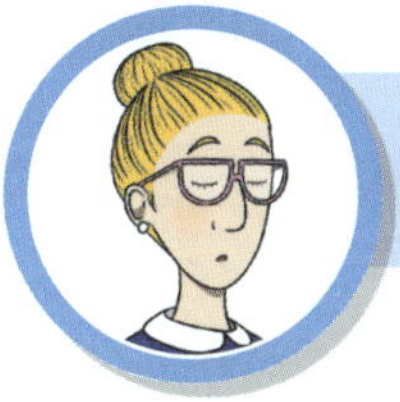

Est-ce que je peux tutoyer mon psy ?

Je vous le déconseille au premier contact mais, dans un second temps, c'est possible selon les psys et les patient·es.

Dans certaines cultures, les personnes vont vous tutoyer directement : on peut s'adapter dès le départ au tutoiement, et ce quel que soit l'âge. Plus j'avance en âge, plus j'ai envie de tutoyer spontanément les « jeunes » (jusqu'à 25 ans environ pour l'instant), et je leur propose de faire de même avec moi pour qu'il n'y ait pas d'asymétrie dans la relation.

Je peux aussi le proposer comme une variation comportementale[1] en séance.

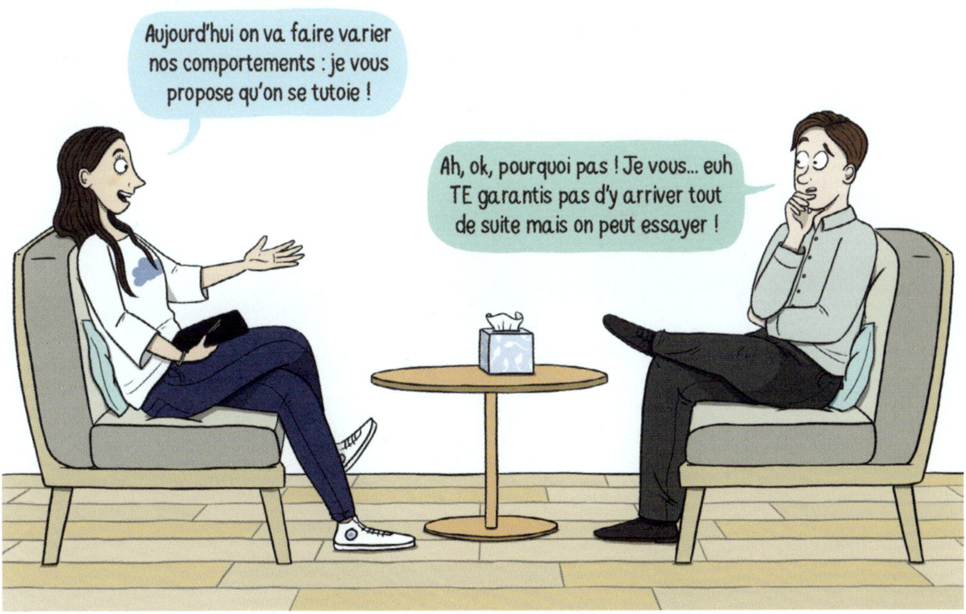
Aujourd'hui on va faire varier nos comportements : je vous propose qu'on se tutoie !
Ah, ok, pourquoi pas ! Je vous... euh TE garantis pas d'y arriver tout de suite mais on peut essayer !

1. Voir p. 69.

Mon psy peut-il devenir mon ami ?

Non. S'il y a le moindre rapprochement affectif de cet ordre, ce n'est pas déontologique.

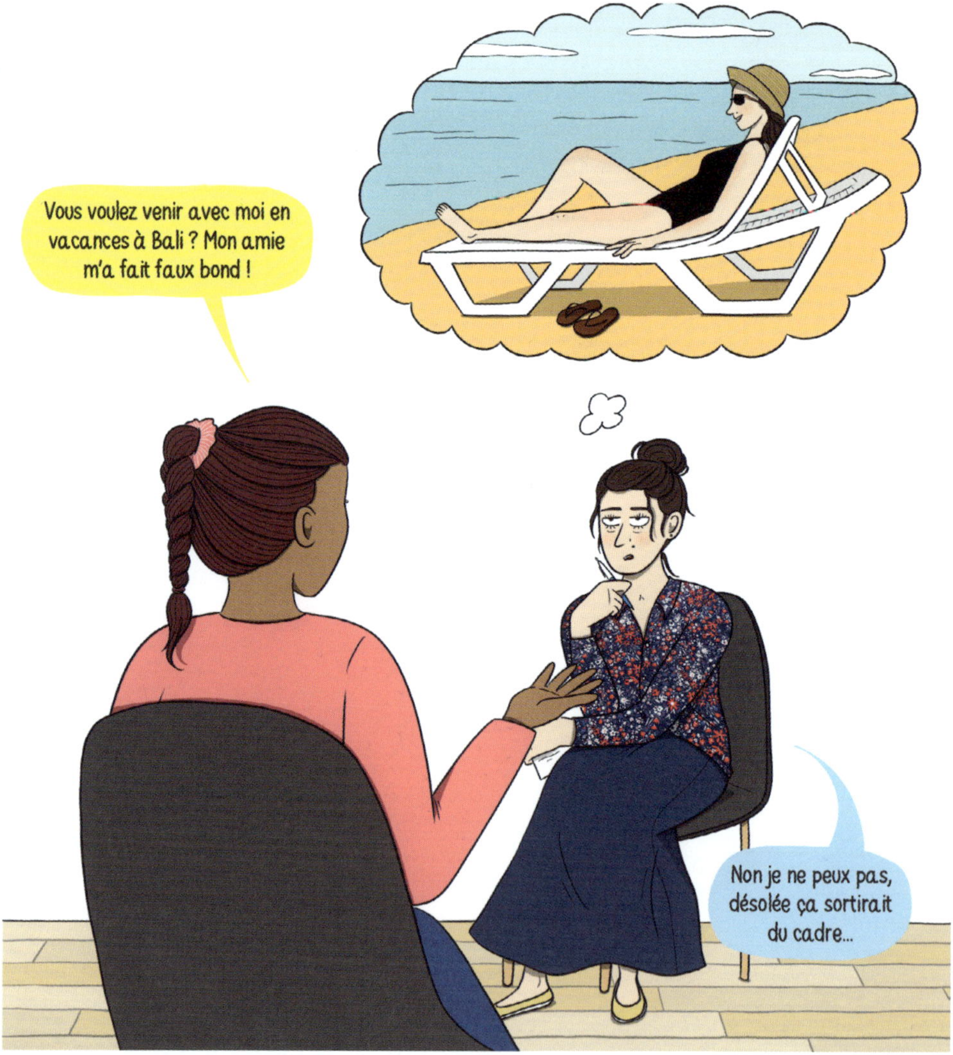
Vous voulez venir avec moi en vacances à Bali ? Mon amie m'a fait faux bond !
Non je ne peux pas, désolée ça sortirait du cadre...

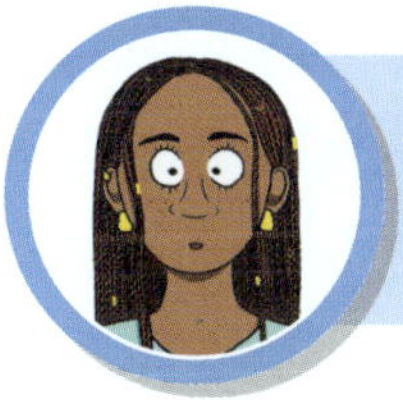

Pourquoi mon psy ne me répond pas vraiment quand je lui demande comment il va ?

Répondre vraiment à cette question impliquerait de donner des détails sur notre vie privée, ou juste sur nos émotions du moment.

La relation entre un·e patient·e et un·e psychologue doit rester **asymétrique** sur ces deux points. Vous faire réellement part de nos états d'âme pourrait influencer votre discours, le rendre moins spontané car ajusté, et on n'est pas là pour ça ! C'est toujours à nous de nous ajuster à vous, pas l'inverse !

BON À SAVOIR

C'est cette asymétrie qui rend le cadre de la psychothérapie si particulier : vous savez peu de choses de nous, ce qui vous permet une forme de liberté dans ce que vous pouvez nous transmettre.

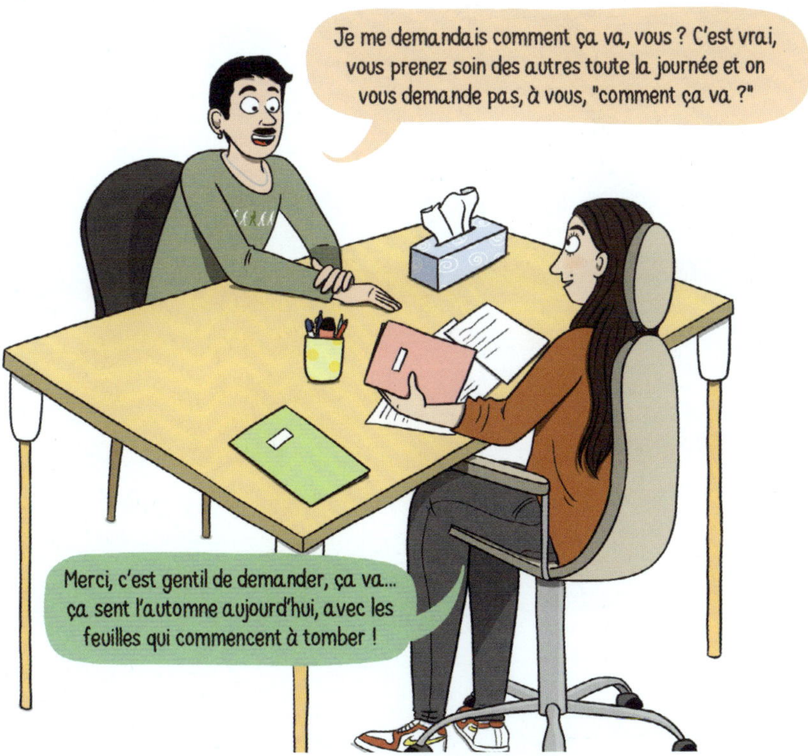
Je me demandais comment ça va, vous ? C'est vrai, vous prenez soin des autres toute la journée et on vous demande pas, à vous, "comment ça va ?"
Merci, c'est gentil de demander, ça va... ça sent l'automne aujourd'hui, avec les feuilles qui commencent à tomber !

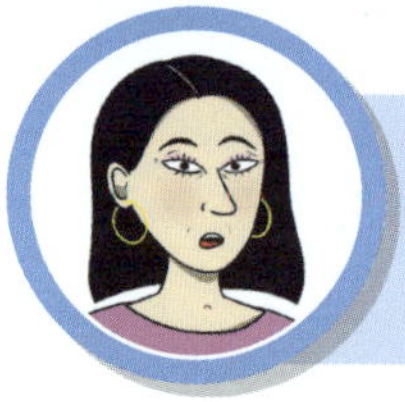

Est-ce que je peux faire des cadeaux à mon psy ?

Peut-être que certain·es professionnel·les les refuseront.

À titre personnel, je dirai que oui, pourquoi pas, mais il n'y a aucune obligation en la matière !

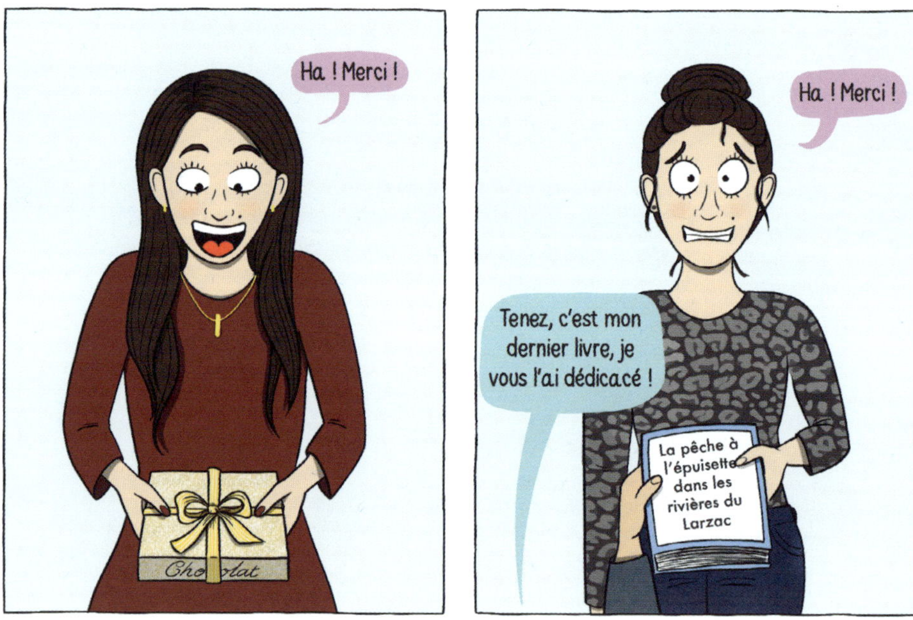
Ha ! Merci !
Chocolat
Ha ! Merci !
Tenez, c'est mon dernier livre, je vous l'ai dédicacé !
La pêche à l'épuisette dans les rivières du Larzac

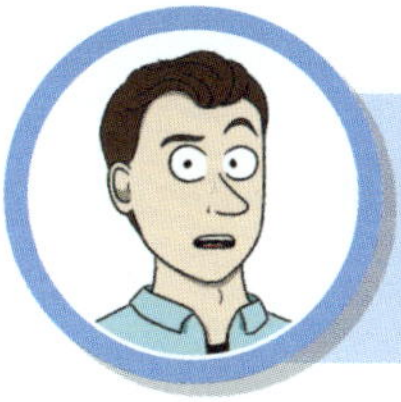

Pourquoi mon psy ne m'a pas dit bonjour dans la rue ?

Si vous étiez avec d'autres personnes, il l'a fait exprès. Il part du principe qu'il doit respecter le fait que vous n'avez peut-être pas dit à ces personnes que vous voyez un psy, et s'il vous dit bonjour ils risquent de demander qui il est, ce qui vous mettrait dans une position inconfortable. De même si c'est lui qui est accompagné, vous risquez de perdre votre anonymat, et lui de rompre le secret professionnel.

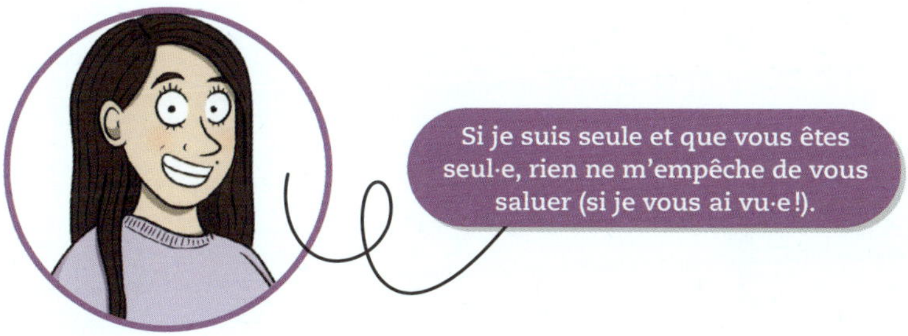

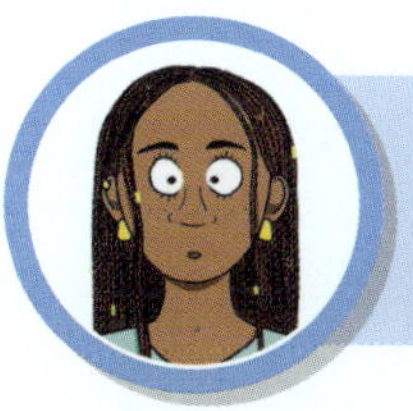

Ai-je le droit d'arrêter ma psychothérapie en cours de route ?

Oui, vous êtes libre à tout moment d'arrêter. Parler de ce choix au psy reste l'idéal pour se dire au revoir.

Cela arrive que les gens vous *ghostent*, ou bien la personne est censée reprendre rendez-vous et elle ne le fait pas. Cela arrive également qu'on m'envoie un SMS ou un mail pour parler d'un arrêt ou d'une pause dans la psychothérapie, en s'excusant de ne pas en parler en face à face. Certain·es viennent en séance pour en discuter.

Quand j'en parle on dirait les différents moyens de se séparer d'une personne de manière unilatérale : ça reste une relation humaine après tout !

Méthodes et outils en psychothérapie

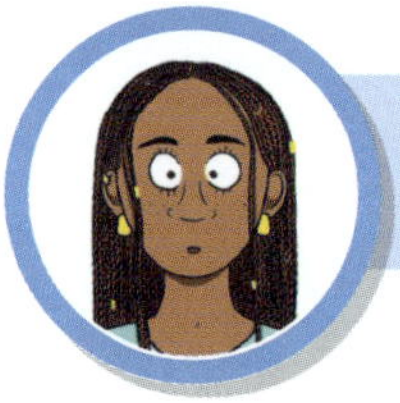

C'est quoi, le comportementalisme ?

On ne contrôle pas tout ce qui nous arrive – c'est un fait, même si notre cerveau n'aime pas trop ça.

Une des clés du comportementalisme est d'apprendre à **adopter des comportements différents** en fonction des variations de contextes, qui sont inévitables. On peut apprendre des nouveaux comportements à n'importe quel âge si c'est important pour nous ! Il s'agit soit d'arrêter d'avoir certains comportements, soit d'agir de nouvelles façons, soit de changer la fonction d'un comportement existant. En gros, développer notre capacité à **nous adapter** !

Quand on observe un comportement, on se demande quelle est sa **fonction** : à quoi il sert ? Deux notions peuvent éclairer cette fonction :

- le **renforcement positif** : ce comportement a pour fonction de m'apporter du plaisir, c'est agréable, c'est wahou !
- le **renforcement négatif** : le comportement a pour fonction de m'enlever du désagréable, que ce soit des émotions ou des pensées, il me soulage d'un poids quel qu'il soit.

Un même comportement peut changer de fonction selon les mots que l'on met dessus.

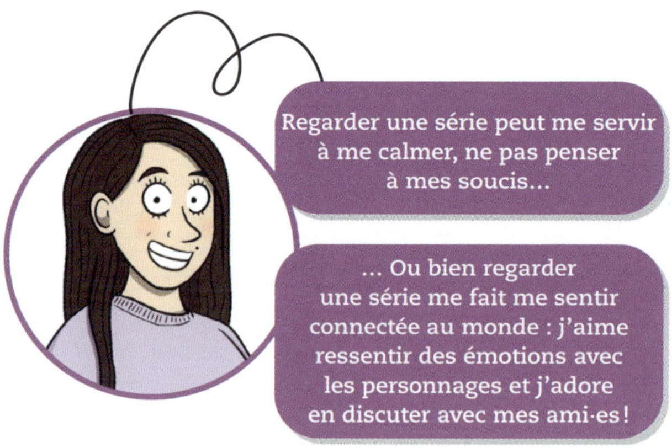
Regarder une série peut me servir à me calmer, ne pas penser à mes soucis...
... Ou bien regarder une série me fait me sentir connectée au monde : j'aime ressentir des émotions avec les personnages et j'adore en discuter avec mes ami·es !

Globalement, ce qui cause une grande souffrance est de trop faire la même chose, souvent **trop de renforcement négatif**, ce qui finit par restreindre notre liberté d'action et le plaisir que l'on a à être vivant !

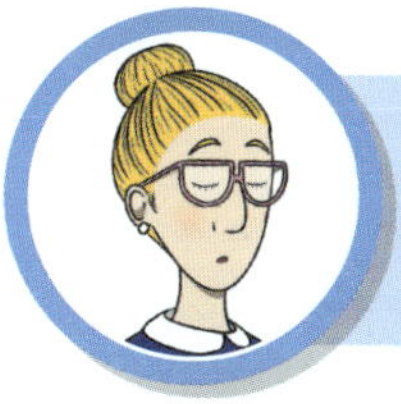

Quels sont les outils ou exercices concrets utilisés fréquemment lors des séances ?

Ça dépend des orientations théoriques. Je vais vous en présenter quelques-uns en TCC mais la liste n'est pas exhaustive.

Retrouvez tous ces exercices dans le cahier à télécharger ci-contre et en annexes de ce livre.

www.lienmini.fr/6817-outils

En TCC de 1re et 2e vagues

- **Les colonnes de Beck :**

Ce tableau que l'on apprend à remplir en séance permet de décrire un événement vécu avec 4 données qui interagissent ensemble, créant des cercles vicieux ou vertueux.

Situation	Émotion(s) / sensation(s) physique(s)	Pensée(s)	Comportement
Au bureau, je dois faire une présentation orale devant une dizaine de personnes	Peur, anxiété, tachycardie, tremblements, sueur, difficultés respiratoires	Je vais me ridiculiser, ils vont se rendre compte que je suis nulle	Je dis à ma boss que j'ai une urgence familiale et je rentre chez moi

- **Restructuration cognitive :**

On part des colonnes de Beck auxquelles on ajoute une 5e colonne, appelée **Pensées alternatives**. Ensemble, nous allons apprendre à chercher des pensées alternatives qui auraient pu vous faire agir différemment.

L'idée est de s'habituer à penser à toutes les alternatives possibles afin de pouvoir choisir le comportement que vous souhaitez avoir dans un contexte donné.

Situation	Émotion(s) / sensation(s) physique(s)	Pensée(s)	Comportement	Pensée(s) alternative(s)
Au bureau, je dois faire une présentation orale devant une dizaine de personnes	Peur, anxiété, tachycardie, tremblements, sueur, difficultés respiratoires	Je vais me ridiculiser, ils vont se rendre compte que je suis nulle	Je dis à ma boss que j'ai une urgence familiale et je rentre chez moi	J'ai bien préparé, je sais le faire, ils ne sont pas là pour me juger. Le plus dur c'est de me lancer, après ça passe…

- **Activation comportementale :**

Initier l'action peut être l'étape la plus difficile d'un comportement. Par exemple, quand on est déprimé on a tendance à faire moins de choses, et moins on fait de choses plus on est déprimé : l'idée ici est donc d'inverser le processus petit à petit.

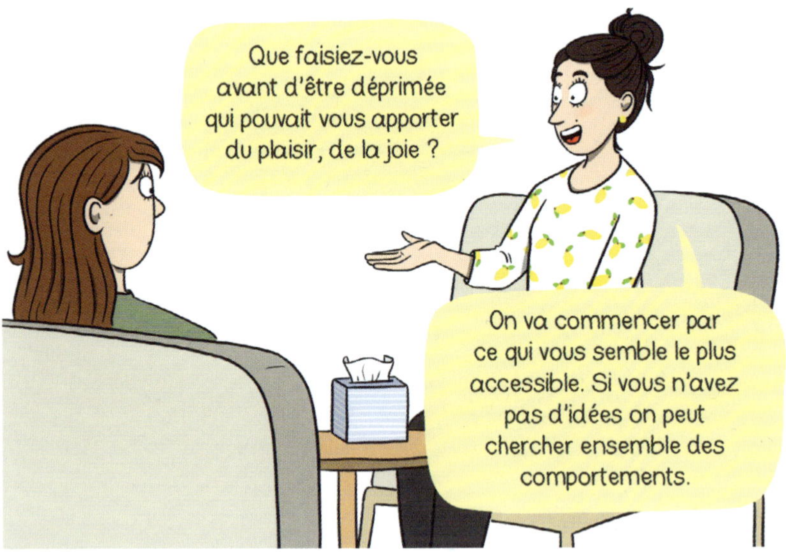
Que faisiez-vous avant d'être déprimée qui pouvait vous apporter du plaisir, de la joie ?
On va commencer par ce qui vous semble le plus accessible. Si vous n'avez pas d'idées on peut chercher ensemble des comportements.

En TCC de 3e vague type ACT

- **Méditation de pleine conscience :**

Ce type de méditation dépourvu de tout aspect spirituel vise à apprendre à **accueillir ses émotions et ses sensations** en développant un rapport de **distance avec ses pensées**, et en dirigeant volontairement son attention sur son corps (observer sa respiration, ses sensations, les sons, ses pensées à l'aide de métaphores : nuages dans le ciel, feuilles sur une rivière…). L'idée est d'utiliser son corps comme focus attentionnel afin d'être dans **l'ici et le maintenant**.

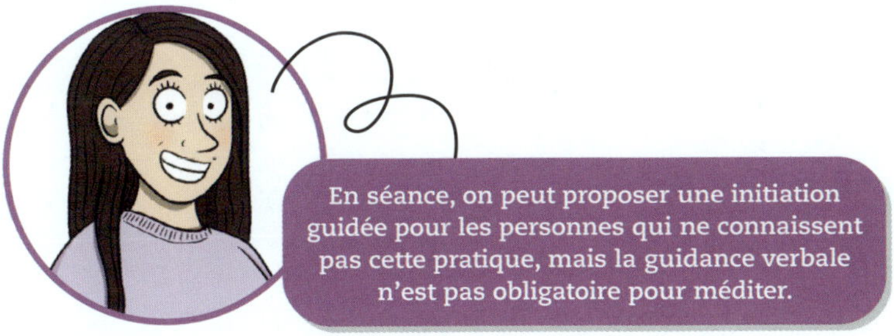

- **Activités de pleine conscience du moment présent :**

Le but de ce genre d'exercice est de **focaliser notre attention** sur notre corps à travers notre respiration, nos sensations et nos cinq sens dans une **activité du quotidien**. On va se consacrer entièrement à cette activité, ne faire que ça sans autre « distracteur », comme écouter de la musique ou la radio. Comme dans une séance de méditation de pleine conscience, nous allons essayer de rester connectés au présent.

BON À SAVOIR

Ces outils autour de la pleine conscience sont très intéressants pour prendre de la distance avec ses pensées, être plus connecté·e au moment présent, et profiter davantage de la vie ici et maintenant, avoir une vie plus riche.

On peut commencer par des moments réguliers et familiers, comme prendre une douche, se brosser les dents, manger, ou encore faire la vaisselle.

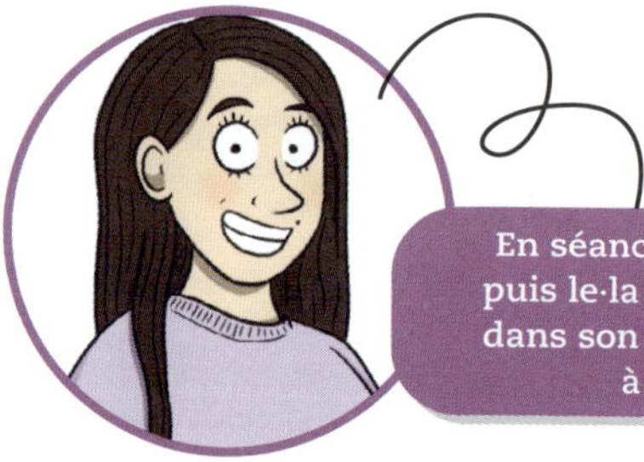
En séance, je présente les exercices puis le·la patient·e essaie de les faire dans son quotidien. Nous débriefons à la séance suivante.

- **Techniques de défusion par rapport aux pensées :**

On commence par **observer** ses pensées et on va faire le **tri** en se demandant si elles sont **utiles** ou non pour avoir la vie que je veux – sans chercher à savoir si elles sont vraies ou fausses.

Si elles sont inutiles dans le contexte où elles apparaissent, on va les remettre à leur place de pensées, c'est-à-dire **s'en détacher** et ainsi pouvoir être plus libre en termes de comportements en ne leur obéissant pas.

Pour faire ce mouvement de détachement, on peut s'aider des **techniques de défusion** comme chanter ses pensées, répéter les mots pour qu'ils deviennent du charabia, ou encore les écrire de différentes façons en changeant la taille, la forme et la couleur des lettres. On peut aussi s'amuser à faire le contraire de ce que l'on pense, comme taper dans ses mains en disant « Je ne suis pas capable de taper dans mes mains » ou monter les escaliers en disant « Je descends les escaliers ». Cet exercice nous apprend à décorréler nos comportements de nos pensées. Et oui, on peut apprendre à faire le contraire de ce que l'on pense !

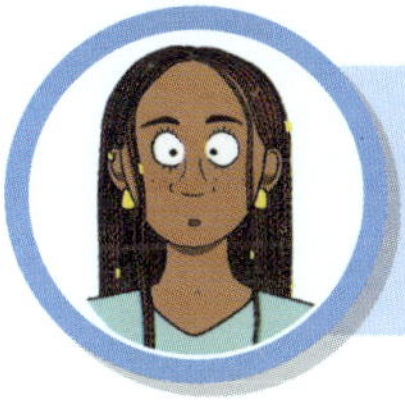

Faire une psychothérapie, est-ce parler uniquement de sa souffrance ?

Oui et non ! Certes, vous venez chez le psy parce que vous êtes en souffrance. Nous sommes là pour accueillir cette dernière, lui faire toute la place nécessaire. Mais la manière d'aborder cette souffrance variera en fonction de l'orientation théorique du psy.

Dans l'**ACT** (Thérapie d'acceptation et d'engagement, 3e vague des TCC), on va explorer cette souffrance pour mettre en lumière ce qu'elle vous empêche de faire et qui serait important pour vous. C'est comme les deux faces d'une pièce de monnaie : d'un côté il y a votre souffrance, et de l'autre côté la liberté qu'elle vous enlève. On ne va pas l'éviter, cette souffrance, bien au contraire, on va apprendre à l'accueillir. Et en même temps, les questions de **la joie**, du plaisir et de ce qui peut vous faire vibrer vont occuper une place essentielle. Et cela peut rendre les séances légères, voire très agréables émotionnellement !

On apprendra à vivre intensément toutes les émotions, pour vivre une vie plus épanouissante et significative.

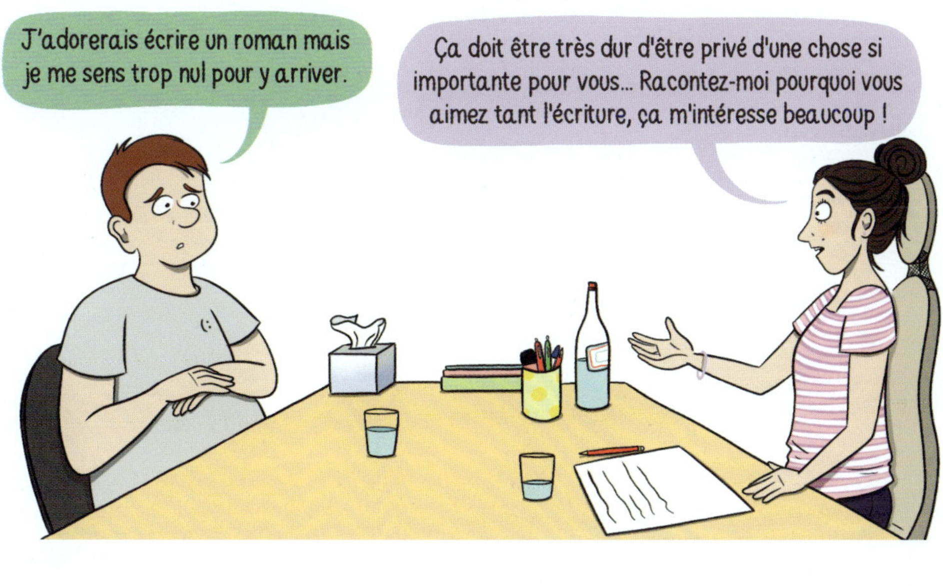
J'adorerais écrire un roman mais je me sens trop nul pour y arriver.
Ça doit être très dur d'être privé d'une chose si importante pour vous... Racontez-moi pourquoi vous aimez tant l'écriture, ça m'intéresse beaucoup !

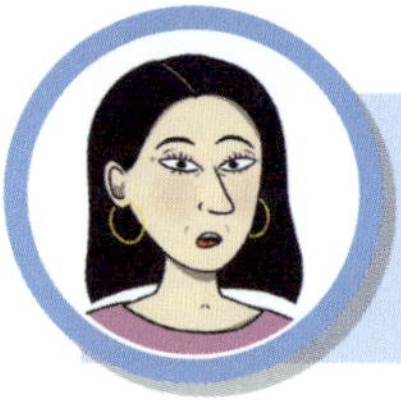

Est-ce que je vais devoir beaucoup parler de mon enfance ?

Pas forcément ! Cela dépend du modèle théorique de votre psy et de ce dont vous, vous avez envie de parler.

En TCC, on va s'intéresser à votre passé pour y trouver des éléments de compréhension de vos comportements actuels. Mais ce n'est pas la prise de conscience de ces éléments qui fera bouger les choses : le passé est passé, on n'a aucun pouvoir dessus. C'est **l'apprentissage de nouveaux comportements** dans le présent, à tout âge, qui est au cœur des changements possibles et souhaités.

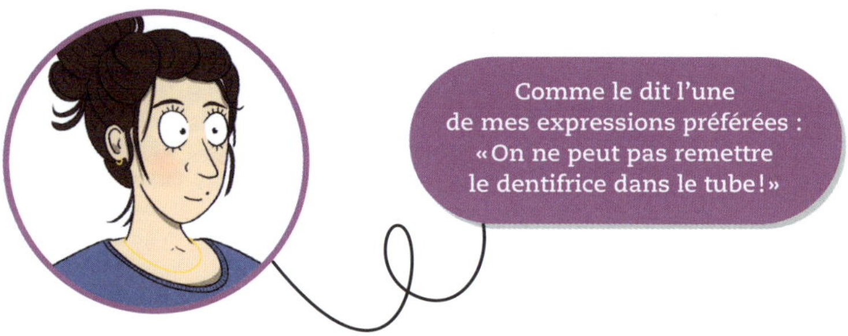
Comme le dit l'une
de mes expressions préférées :
« On ne peut pas remettre
le dentifrice dans le tube ! »

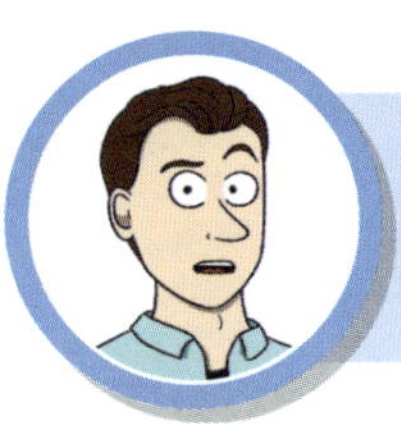

Mon psy peut-il sortir du cabinet avec moi ?

Ça dépend des orientations théoriques. En TCC, on consent à se mettre dans des situations que l'on évite pour gagner en liberté de comportements : si c'est trop dur tout·e seul·e, votre psy peut venir avec vous à l'extérieur ! Par exemple, si on souffre d'anxiété sociale et que la peur du ridicule nous bloque beaucoup dans notre vie, on peut s'exposer volontairement au ridicule :

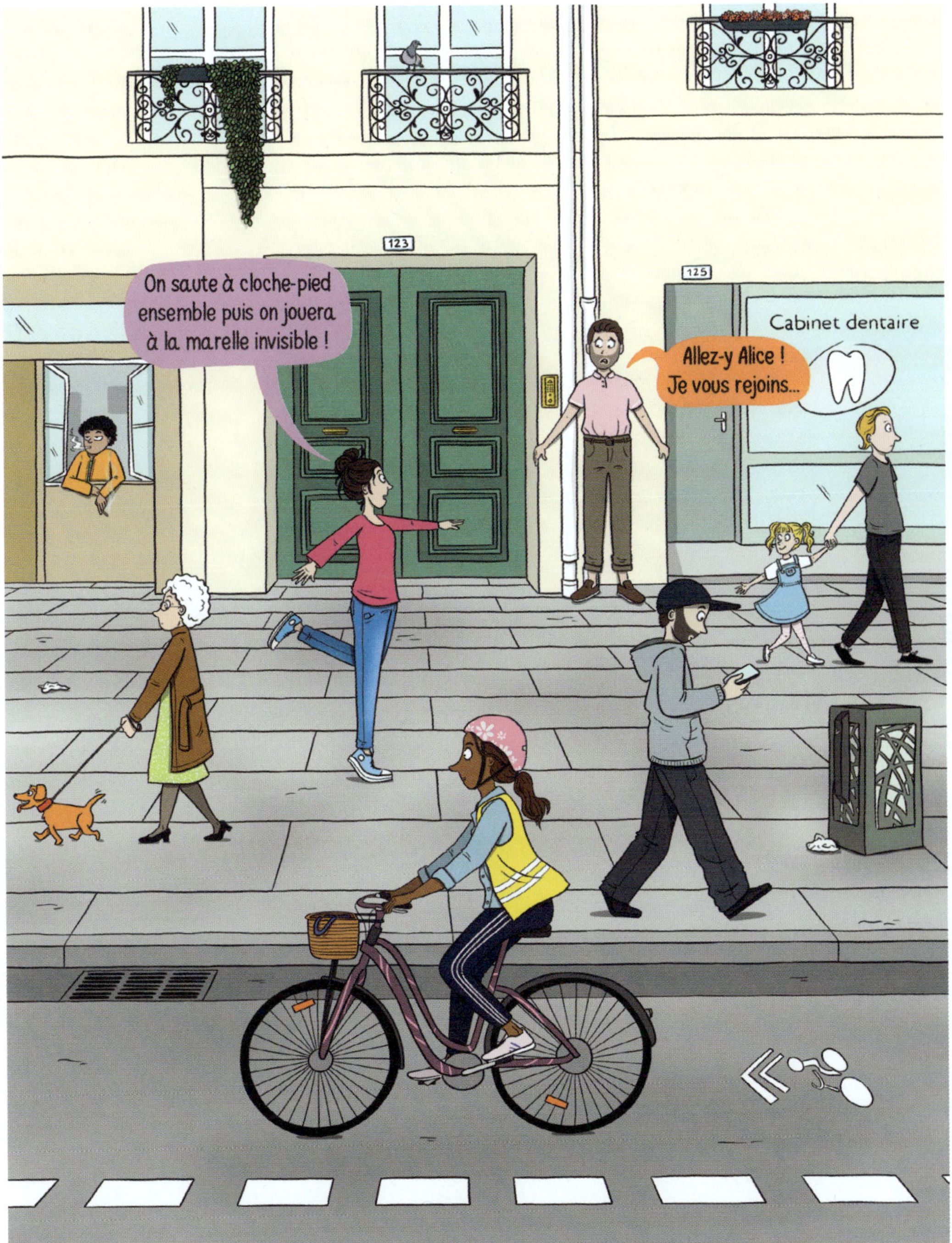
123
125
On saute à cloche-pied ensemble puis on jouera à la marelle invisible !
Cabinet dentaire
Allez-y Alice ! Je vous rejoins...

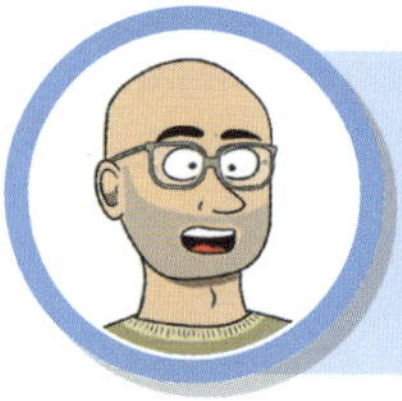

Est-ce qu'une psychothérapie « brève » comme une TCC peut vraiment changer ma vie en profondeur ?

Oui : apprendre des nouveaux comportements peut modifier profondément la personne que l'on est.

Dans le comportementalisme, un principe fondamental est que nos comportements observables (ce que nous faisons) définissent qui nous sommes. En effet, ils sont les seules manifestations tangibles de notre être. Ce n'est pas « Je pense donc je suis » mais « **Je suis ce que je fais** »... Ce qui ouvre tellement de possibilités ! On n'est pas enfermés dans une définition immuable de nous-mêmes !

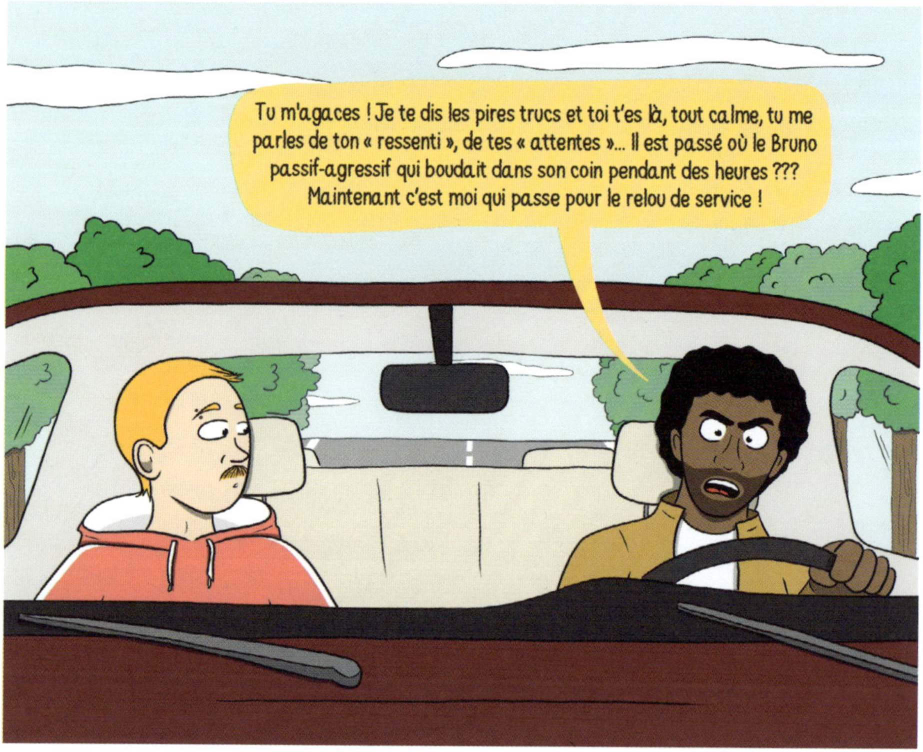
Tu m'agaces ! Je te dis les pires trucs et toi t'es là, tout calme, tu me parles de ton « ressenti », de tes « attentes »... Il est passé où le Bruno passif-agressif qui boudait dans son coin pendant des heures ??? Maintenant c'est moi qui passe pour le relou de service !

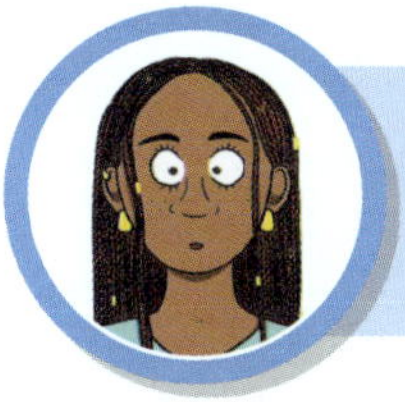

Ressentir du stress est-il forcément mauvais pour la santé ?

Le stress est une réaction spontanée du corps et de l'esprit face à une situation perçue comme exigeante ou menaçante. Les manifestations physiques peuvent être l'accélération du rythme cardiaque, des difficultés respiratoires, une transpiration excessive, des problèmes digestifs, des tensions musculaires…

Une vie sans stress n'existe pas, désolée… Mais j'ai une bonne nouvelle : il ne serait pas nécessairement mauvais pour la santé !

Plusieurs études[1] ont en effet montré que ce qui peut avoir un impact direct sur la santé, c'est **la perception du stress** comme nocif, et non la quantité de stress en elle-même. En effet, si certaines personnes le perçoivent comme insurmontable, d'autres y voient une information utile et stimulante, ou encore une opportunité de croissance et d'adaptation. Ceci entraîne des niveaux de cortisol dans le sang moins élevés et une meilleure performance cognitive.

DÉFINITION

Le cortisol est une hormone dont l'augmentation peut perturber le système immunitaire, augmenter la pression artérielle et favoriser les maladies cardiovasculaires.

En d'autres termes, si on ne voit pas le stress comme un problème à régler, l'impact sur notre santé est moindre !

Ce positionnement par rapport au stress résonne particulièrement avec l'**ACT**. Le stress peut être considéré comme une manifestation physique de l'émotion qu'est la peur. Et dans l'ACT, justement, on apprend à avoir un autre rapport avec nos émotions : on les accueille, on les accepte, on lâche l'idée de les contrôler si cela nous permet d'être plus libres de choisir nos comportements.

1. Keller, A., Rieckmann, N., & von dem Knesebeck, O. (2012). « Does the perception that stress affects health matter? The association with health and mortality ». *Psychosomatic Medicine,* 74(7), 706-712.
Crum, A. J., Salovey, P., & Achor, S. (2013). « Rethinking stress: The role of mindsets in determining the stress response ». *Social and Personality Psychology Compass,* 7(10), 847-858.
Rosengren, A., Hawken, S., Ounpuu, S., Sliwa, K., Zubaid, M., & Almahmeed, W. (2004). « Stressful life events, psychological factors, and mortality in men ». *The Lancet,* 364(9438), 1778-1783.

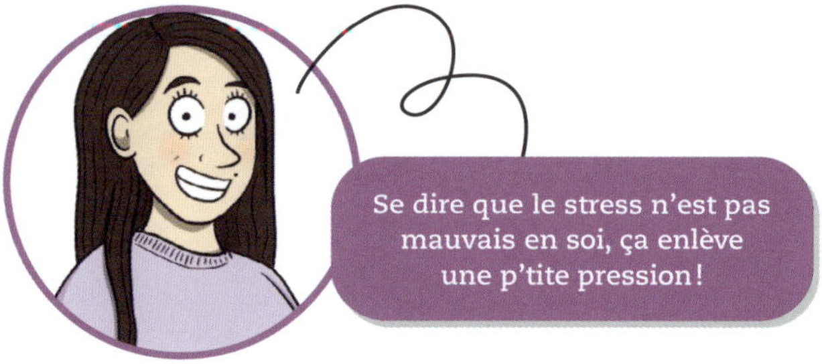
Se dire que le stress n'est pas mauvais en soi, ça enlève une p'tite pression !

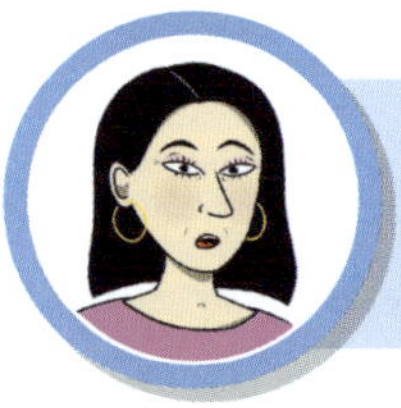

Est-ce que mon psy va toujours répondre à ma demande initiale ?

Je dirai que non, ce n'est pas toujours le cas.

Dans l'ACT que je pratique, la conceptualisation théorique de votre demande peut m'amener à d'autres axes de travail qui me semblent davantage pertinents.

Prenons un exemple : un monsieur de 70 ans, dont la femme a un diagnostic de maladie d'Alzheimer et vit en maison de retraite, me demande des solutions pour ne plus souffrir de cette situation. Ma compréhension de la situation, avec d'autres éléments sur la vie de cette personne, est que cet homme semble profondément attaché à sa femme. Sa souffrance est logique étant donné ce lien, elle n'a rien de bizarre, elle pourrait avoir toute sa place et, de toute façon, elle est déjà là. Si elle n'existait pas, ce serait comme dire que ce monsieur n'aime pas sa femme.

Je vais donc essayer d'orienter le travail de ce patient vers l'acceptation de ses émotions liées à ce contexte très dur, et voir comment il pourrait avoir des comportements qui ont du sens pour lui, avec cette souffrance.

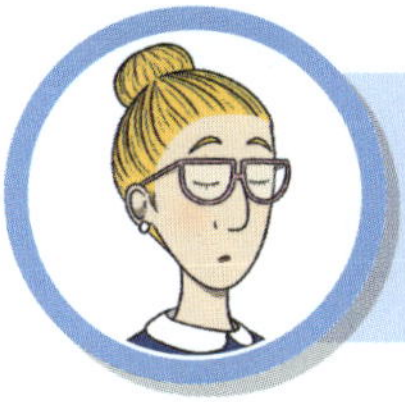

Que se passe-t-il si mon psy n'arrive pas à m'aider ?

Parfois le constat vient du patient, du psy, ou même des deux : ça ne marche pas.

Plusieurs facteurs peuvent jouer, comme :

- une mauvaise « **alliance thérapeutique** », une mauvaise qualité de relation et de communication entre le psy et le ou la patient·e ;
- un manque d'**investissement** de la personne dans la psychothérapie, qui peut être lié à une résistance au changement ou à des attentes irréalistes ;
- des objectifs **flous** ou mal définis ;
- un **contexte** de vie défavorable (circonstances de vie particulièrement difficiles socialement et/ou financièrement, etc.).

L'idéal est d'en discuter ensemble. On peut alors proposer de faire une pause, d'arrêter, ou de continuer avec un·e autre professionnel·le, en essayant de bien comprendre les points de blocage pour orienter au mieux la personne sur une autre voie.

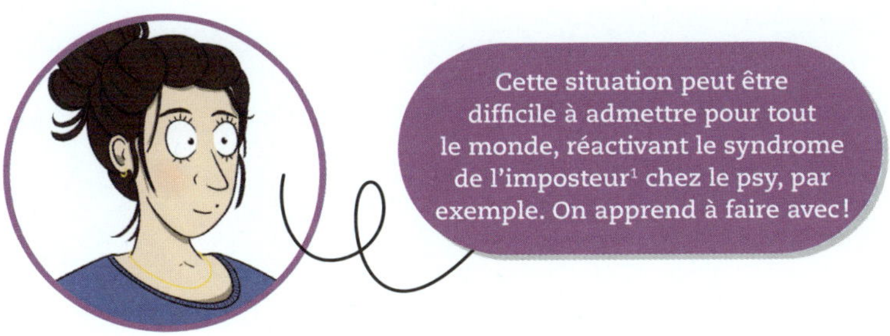

1. Voir p. 108.

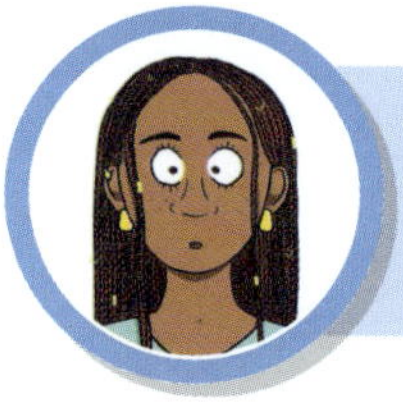

Comment sait-on qu'une psychothérapie est terminée ?

Les critères dépendent de l'orientation théorique.

En TCC, la réponse dépend des objectifs que l'on s'est fixés ensemble. J'ajouterai que cela dépend des changements observables, si vous faites des choses nouvelles, que vous voyez les choses différemment, bref : que vous avez l'impression de changer !

Dans une TCC de 3e vague de type ACT, je dirai aussi que la psychothérapie est terminée quand vous avez gagné en flexibilité de comportements. Cela signifie apprendre à s'adapter aux situations de la vie, même lorsqu'elles sont difficiles ou inconfortables ; ce qui vous permet de vous sentir plus libre d'aller dans le sens de vos valeurs.

DÉFINITION

Ici, les valeurs ne correspondent pas au sens commun du mot « valeurs » (le bien, le mal, la bravoure, l'honnêteté...) : ce sont des concepts abstraits qui représentent ce qui est important pour vous dans la vie, ce qui lui donne du sens, ce qui vous fait vivre des moments de bonheur, ce qui fait que vous pouvez vous dire « C'est génial d'être vivant·e ! ».

Concrètement, vous avez la possibilité d'accepter davantage vos émotions, de faire le tri dans vos pensées entre celles qui sont utiles et celles qui ne le sont pas, et vous essayez de profiter davantage du moment présent. Ça ne devient pas la nouvelle recette de cuisine à appliquer tout le temps dans votre vie, ce sont de nouvelles cordes à votre arc, que vous pouvez choisir d'utiliser en fonction du contexte.

En résumé, vous vous sentez davantage capable de faire des choix alignés avec ce qui est important pour vous, au lieu d'être guidé·es ou bloqué·es par des pensées ou des émotions désagréables.

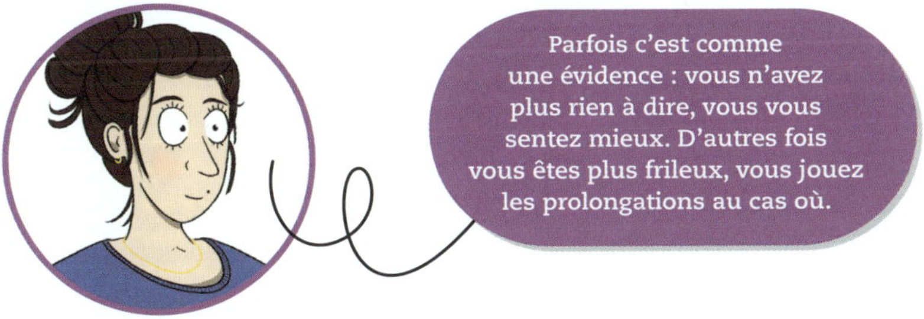

Ma porte, comme celle de tout psychologue, reste toujours ouverte si besoin plus tard, ce qui peut être rassurant pour vous.

Dire au revoir peut ne pas être facile du côté du psy également…

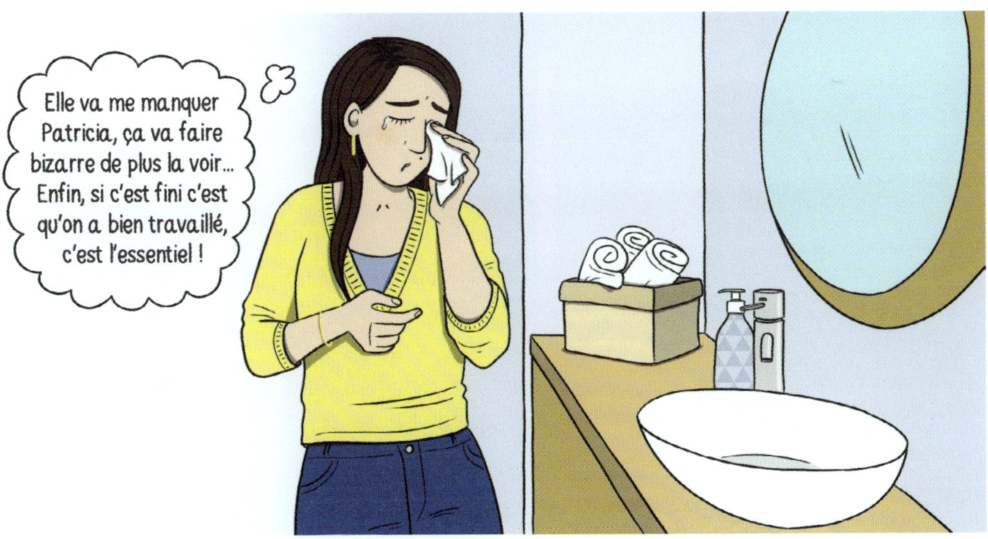
Elle va me manquer Patricia, ça va faire bizarre de plus la voir... Enfin, si c'est fini c'est qu'on a bien travaillé, c'est l'essentiel !

PARTIE 3

À la découverte de ma psychologue

Comment ma psy vit-elle son travail au quotidien ?

Est-ce que ma psy a le syndrome de l'imposteur ?

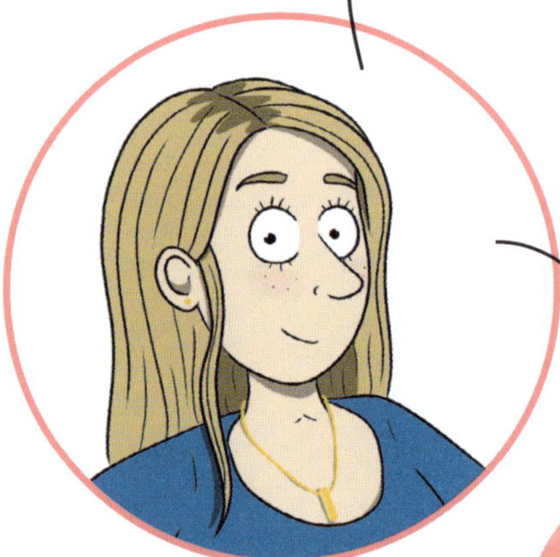

Quel est l'impact de son métier dans sa vie ?

Est-ce que ma psy analyse ses proches ?

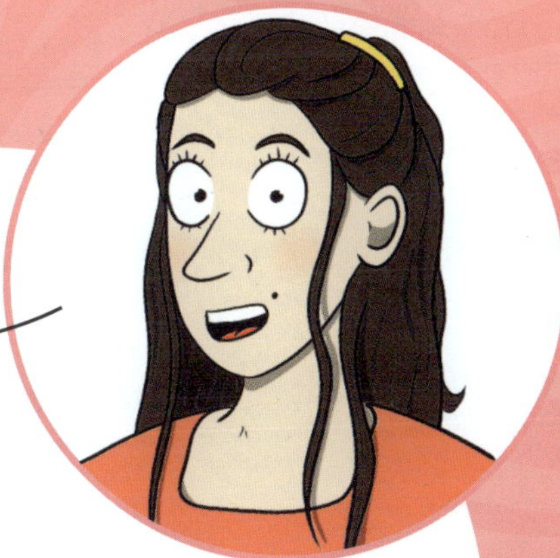

Venez découvrir l'envers du décor, et constater que nous avons sans doute quelques points communs !

C'est comment, le travail de ma psy au quotidien ?

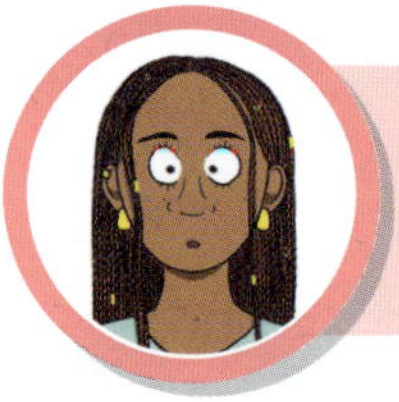

Comment fait ma psy pour écouter autant de malheur toute la journée ?

Au cours de notre formation universitaire, on apprend à faire la part des choses entre notre histoire et celle des gens. Même si on s'investit énormément pour essayer de bien faire notre travail, les personnes en face ne sont pas nos proches, ce sont des patient·es : leurs malheurs ne nous touchent pas de la même façon.

Je ne vois pas mon métier comme déprimant ou accablant. Si je pense parfois aux malheurs des gens en dehors du cabinet, ça ne m'envahit pas dans le quotidien.

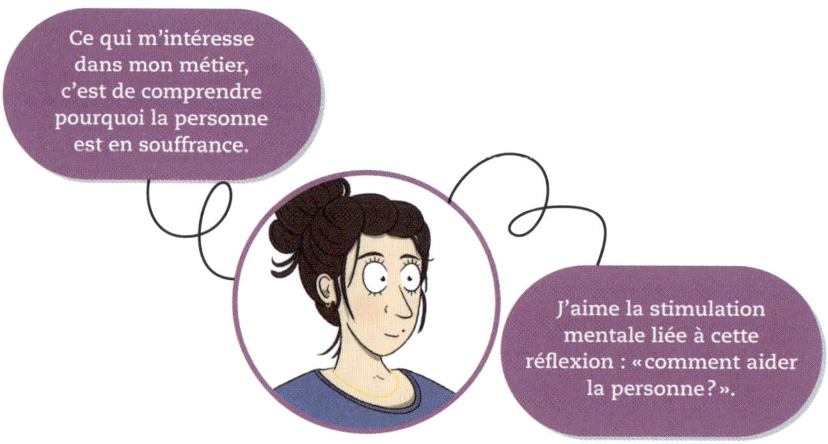
Ce qui m'intéresse dans mon métier, c'est de comprendre pourquoi la personne est en souffrance.
J'aime la stimulation mentale liée à cette réflexion : « comment aider la personne ? ».

Ce qui aide est de bien se connaître : on sait quels sujets ou quelles problématiques peuvent résonner avec les nôtres. On essaie de se décentrer en mettant notre histoire de côté en séance, pour qu'elle n'influence pas notre manière de faire. On peut aussi avoir recours à :

- une ou des **psychothérapies** au cours de notre vie ;
- l'**intervision** : voir un autre psy du **même niveau que nous** pour parler de nos patient·es. Ça peut se faire à deux ou en groupe avec plusieurs psys ;

- la **supervision** : voir un autre psy **plus expérimenté** pour parler de nos patient·es. Cette pratique peut se dérouler à deux également, ou le psy superviseur peut superviser un groupe de psys en même temps.

Ceci étant dit, il m'arrive de pleurer après une séance, ou le soir en rentrant chez moi. Quand j'ai très envie de pleurer en séance, j'essaie de ne pas le faire de façon trop expressive en me dissociant de mes émotions et en me concentrant sur mon environnement, pour laisser toute la place à la souffrance de la personne en face de moi.

Être triste ensemble, ça nous lie, d'une certaine manière : on appartient à cette même communauté qu'est l'Humanité ! Je pense que ça peut être OK de verser quelques larmes en séance avec un·e patient·e sans s'effondrer totalement pour ne pas inverser les rôles.

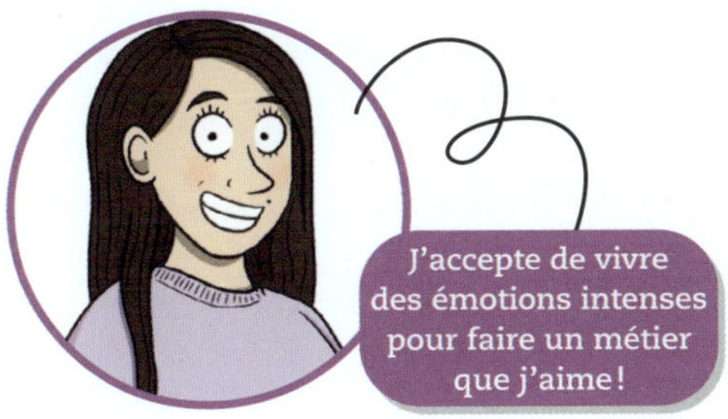
J'accepte de vivre des émotions intenses pour faire un métier que j'aime !

Est-ce que ma psy continue à se former au cours de sa carrière ?

C'est vivement conseillé ! C'est très important pour mettre à jour ses connaissances, évoluer et faire varier sa pratique !

On peut faire des formations avec des psys plus expérimenté·es que nous, aller à des congrès ou des colloques, se former à de nouveaux outils, lire des livres et des articles scientifiques, apprendre à travailler avec des publics variés (tous les âges de la vie, psychothérapies de couple, familiale, personnes de différentes cultures ou discriminées).

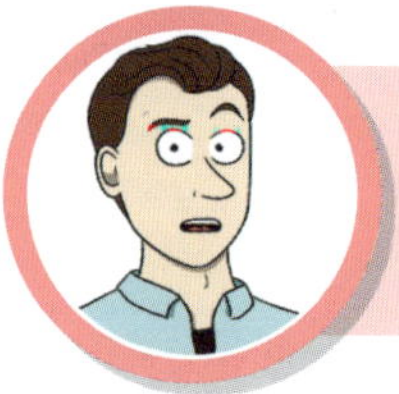

Ma psy se prend-elle la tête quand j'annule une séance ?

Ça dépend du contexte ! Comme beaucoup de professionnel·les de santé, les psys ont souvent **une règle de fonctionnement** à ce sujet, qui est énoncée au patient en début de suivi. Si ça ne convient pas à la personne, elle est libre de ne pas s'engager.

Par exemple, si les patient·es annulent moins de 48 h à l'avance, la séance est facturée : cela permet de sécuriser en partie ses revenus quand on travaille en libéral, car il est difficile de proposer le créneau à une autre personne en si peu de temps.

Par ailleurs, la psychothérapie est un engagement des deux parties : la psy prend du temps pour préparer les séances et, même si le ou la patient·e n'a parfois pas envie de venir (ce que je comprends très bien, les psychothérapies peuvent être difficiles), cet engagement financier permet de ne pas annuler trop facilement.

La prise de tête éventuelle vient du non-respect de la règle initialement énoncée. Par exemple, quand les patient·es essaient de négocier, ou se révoltent tout d'un coup en nous accusant de ne pas croire qu'ils sont malades ou qu'ils ont vraiment eu un empêchement.

Il n'est pas question de vérité ou de mensonge ici, la règle s'applique de toutes façons.

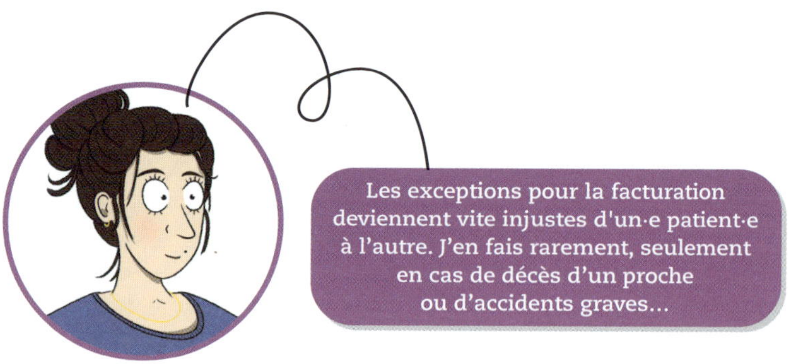

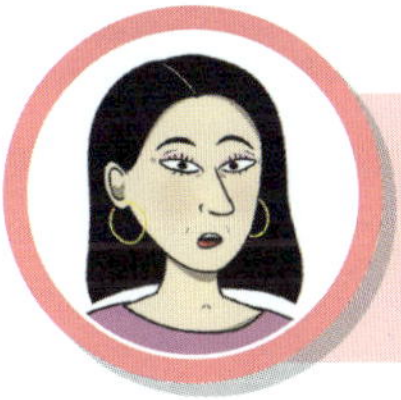

Que fait ma psy quand elle a un trou entre deux patient·es ?

Toutes sortes de choses ! Pour moi ça peut donner ça :

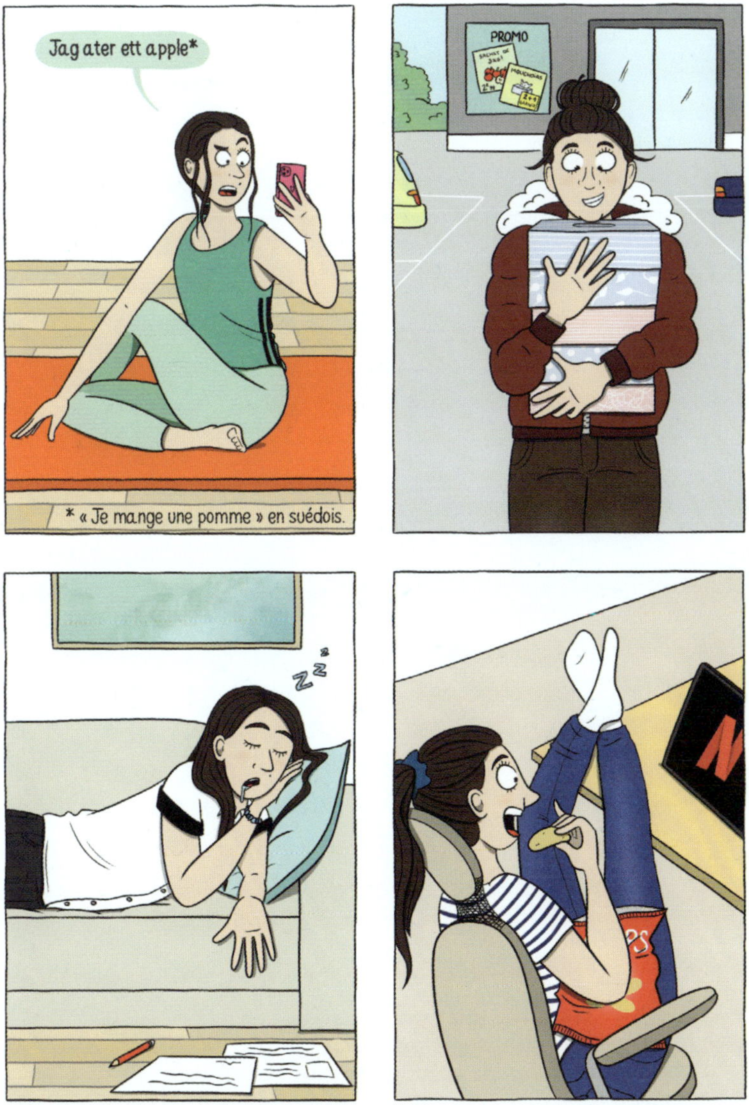

Jag ater ett apple*
* « Je mange une pomme » en suédois.
PROMO

C’est comment, le travail de ma psy au quotidien ?

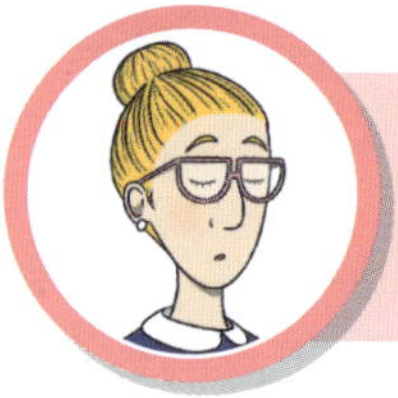

Est-ce que ma psy fait semblant de prendre des notes ?

Oui c’est possible si ses notes ne sont pas visibles par vous, mais ça ne veut pas dire qu’elle n’écoute pas ! Parfois, on est encore plus attentif·ve en faisant deux choses à la fois, comme dessiner et écouter !

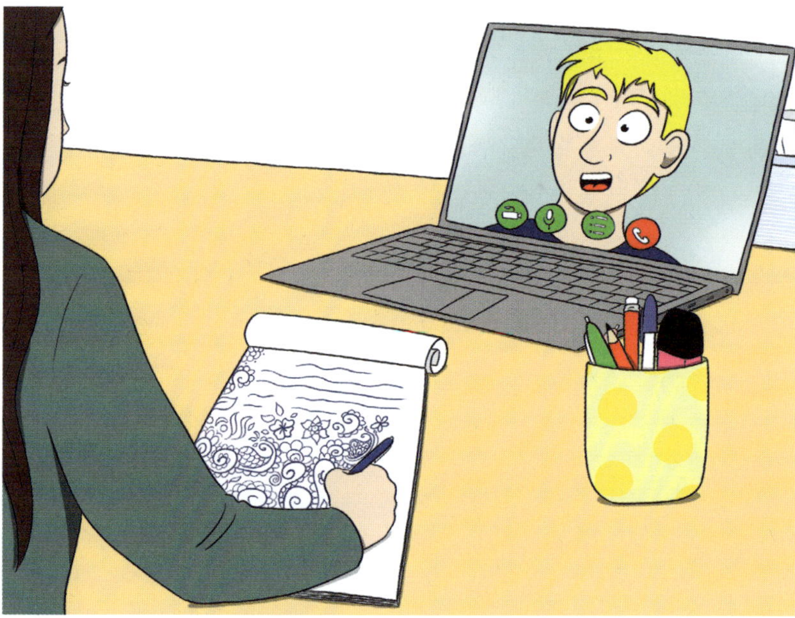

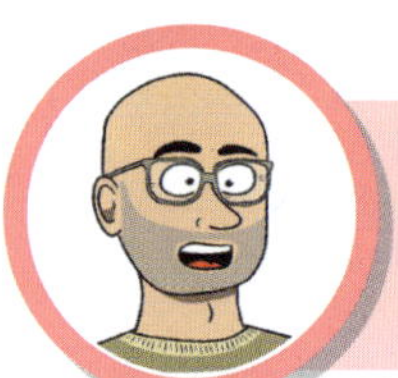

Est-ce que ma psy garde en note des phrases que ses patient·es lui disent ?

Personnellement ça m’arrive : des métaphores intéressantes, des leçons de vie, ou juste des phrases touchantes ou rigolotes !

Phrases insolites

- Les gens, ils sont dans leur chewing-gum !
- On est vraiment dans la barbamerde !
- Je voulais pas remettre en route la machine à baffes...
- Moi je ne suis pas un livre ouvert je suis un magazine en kiosque
- C'est l'hôpital qui se fout de la carte Vitale
- Je suis tellement en colère que je vais péter des bambous à la hache dans le jardin !
- J'aime mon chat mais je peux plus voir sa gueule
- Ma chatte c'était une pétasse, elle était hargneuse, elle m'a appris la persévérance
- À la fin de la relation on avait bien fait le solde de tout compte
- Elle a des idées reçues qu'elle s'est reçues toute seule
- Je suis la p'tite tomate au milieu de la pizza
- Moi je ne note pas mes rêves, je préfère aller en avant plutôt qu'en arrière !
- J'ai pas le droit à l'erreur grave, à la p'tite erreur oui, j'ai lâché du lest !

Leçons de vie

- S'inquiéter pour l'avenir c'est souffrir deux fois
- Le soi comportementaliste il fait ce qu'il veut !
- La pensée, je vois ça comme un trou de lapin, je saute par-dessus et ça passe
- Je préfère arrêter le truc dans l'œuf avant que ça devienne une poule !
- Le comportementalisme c'est un mix de Gandhi (soyez le changement) et de matérialisme
- Comme dirait Céline Dion « je donne des vacances à mon cœur »
- Comme dirait la grande philosophe Ariana Grande : « thank u, next! »
- Le tempérament anxieux c'est un tempérament que j'ai attrapé avec le temps, au départ j'étais optimiste !
- C'est ma kryptonite d'être parent
- On a tous des angles morts
- Quand c'est vide, le cerveau a besoin de se remplir de trucs, et il prend toute la merde !
- Est-ce qu'être en couple ouvert c'est pas un moyen de ne plus jamais être trompé·e ?
- Moi avec moi je me sens mieux !
- Mon but c'est d'être ce que je fais !

Compliments à destination de la psy

- Vous êtes un peu mon p'tit ange sur l'épaule
- Je me « Alice » toute seule
- Quand je vous ai vue au début, quand vous avez ouvert la porte je donnais pas cher du suivi, je me disais que vous étiez trop jeune, bah finalement c'était une bonne surprise !
- Je vous le dis tout de suite je me suis pas habillé comme ça pour vous, je peux venir en claquettes-chaussettes ici, pas par manque de respect hein, parce que c'est détente on est bien quoi !

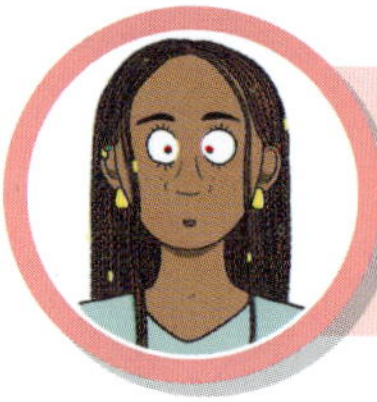

Ma psy pense-t-elle à autre chose qu'à moi en séance ?

En toute honnêteté, c'est rare mais ça peut arriver.

On peut être fatigué·e ou malade, avoir du mal à se concentrer ou avoir ses propres soucis en tête, ou bien se dissocier parce que ce que vous nous racontez résonne trop en nous émotionnellement et qu'on ne veut pas craquer.

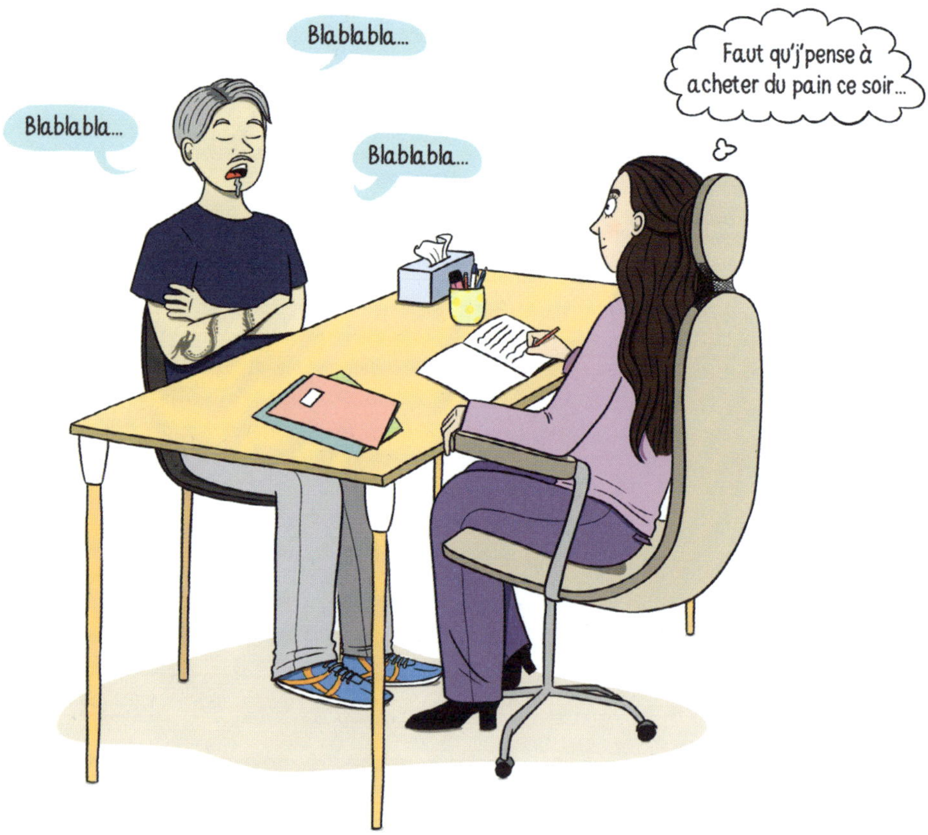

À quoi ressemble la vie personnelle de ma psy au quotidien ?

À quoi ressemble la vie personnelle de ma psy au quotidien ?

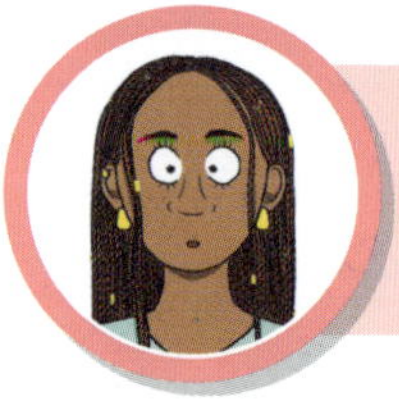

Est-ce qu'entendre des traumatismes divers et variés a un impact sur ma psy ?

C'est possible ! Petit point théorique sur une notion qui peut nous éclairer ici : le **traumatisme vicariant**. Ce terme signifie qu'on n'a pas besoin de vivre directement un événement traumatique pour qu'il y ait un retentissement psychologique sur nous. Autrement dit, la simple écoute de récits de manière répétée et prolongée peut avoir un impact. Ce phénomène peut également toucher des personnes qui travaillent dans les forces de l'ordre, les pompier·es, les avocat·es, les médecins…

J'ai pu observer que je pouvais développer des peurs nouvelles, liées à des récits de patient·es, dans des situations diverses : dans des endroits confinés, en voiture, à vélo, en tant que piétons, sur les pistes de ski…

À nous de faire attention de ne pas adopter des comportements qui nourriraient ce phénomène dans notre vie quotidienne, comme se mettre à éviter les situations traumatiques que l'on nous a racontées, ou modifier nos comportements dans ces situations.

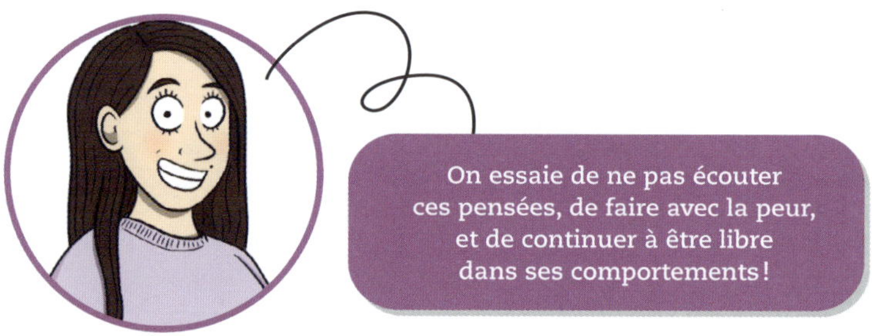
On essaie de ne pas écouter ces pensées, de faire avec la peur, et de continuer à être libre dans ses comportements !

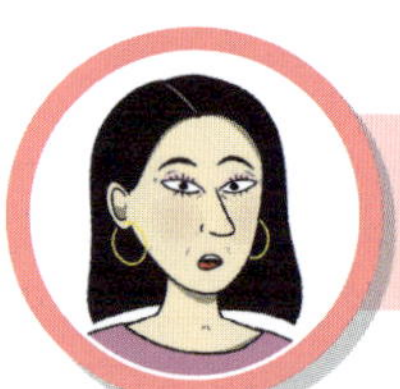

Est-ce que ma psy a toujours voulu être psy ?

Ça dépend ! Ça peut être une vocation ou pas, une suite logique après le Bac ou une reconversion, par exemple.

Petite parenthèse biographique de l'autrice.

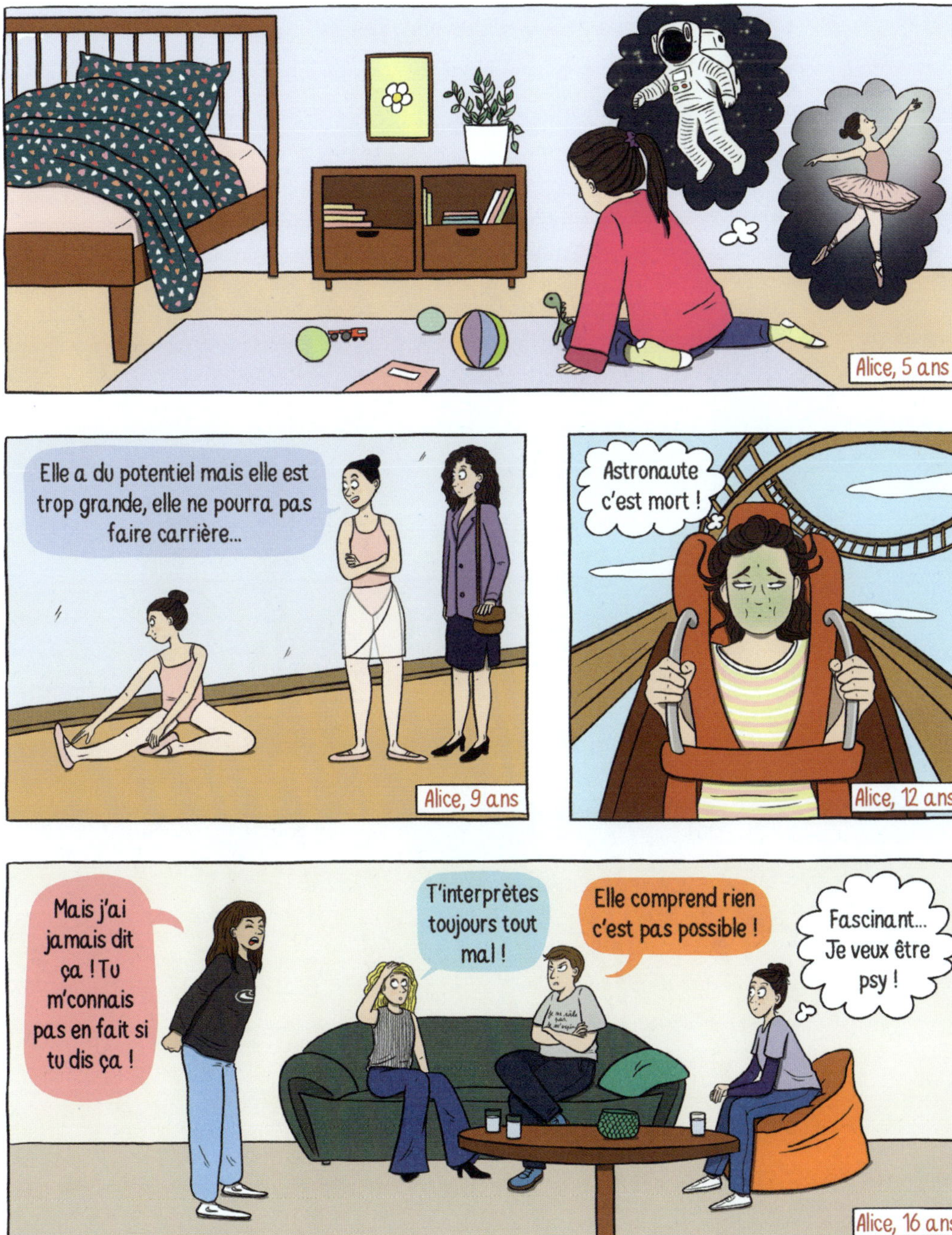
Alice, 5 ans
Elle a du potentiel mais elle est trop grande, elle ne pourra pas faire carrière...
Alice, 9 ans
Astronaute c'est mort !
Alice, 12 ans
Mais j'ai jamais dit ça ! Tu m'connais pas en fait si tu dis ça !
T'interprètes toujours tout mal !
Elle comprend rien c'est pas possible !
Fascinant... Je veux être psy !
Alice, 16 ans

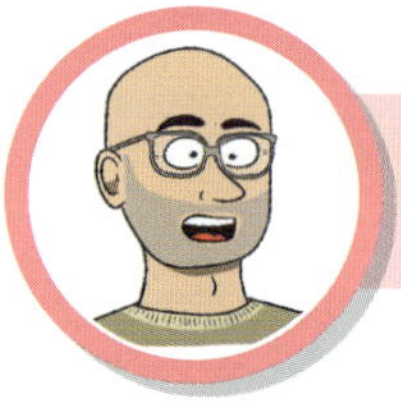

Est-ce que ma psy a eu une enfance difficile ?

Ce n'est pas une condition nécessaire pour exercer.

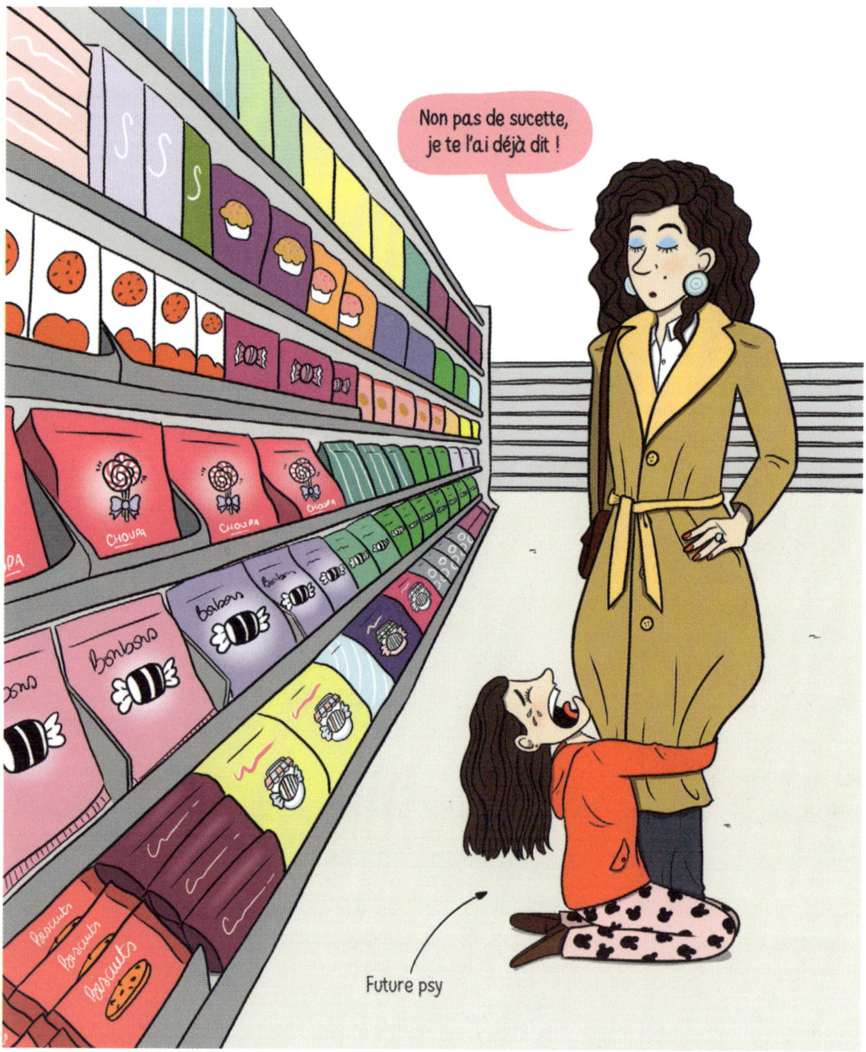
Non pas de sucette, je te l'ai déjà dit !
Future psy
CHOUPA
bonbons
biscuits

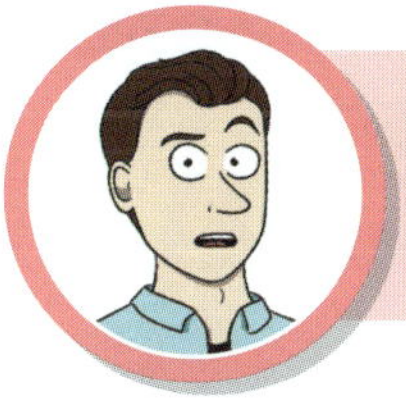

Est-ce que ma psy s’auto-analyse dans sa vie quotidienne ?

Oui. Même si on ne le souhaite pas, je pense que c’est automatique, d’une certaine manière. Notre métier et nos connaissances influencent notre manière de comprendre le monde et de nous percevoir. Cela peut aider dans certaines situations. Et on peut utiliser les outils dont on parle aux patient·es pour nous-mêmes.

Cependant, « s’auto-psychothérapeutiser » (désolée pour le néologisme) me semble un art impossible. Quand on touche à notre sphère privée, on est bien moins efficace qu’avec les patient·es!

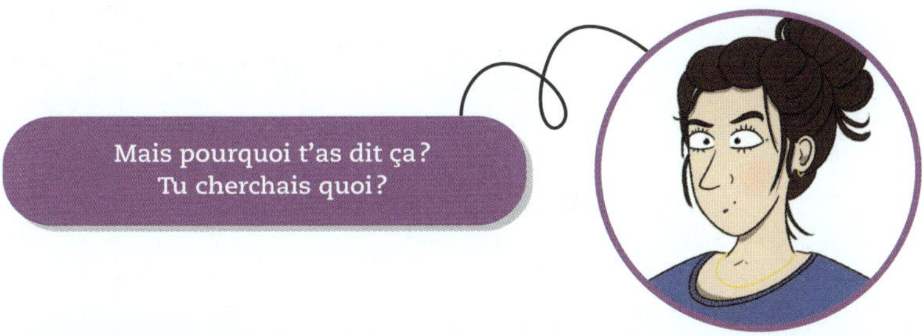
Mais pourquoi t’as dit ça ? Tu cherchais quoi ?

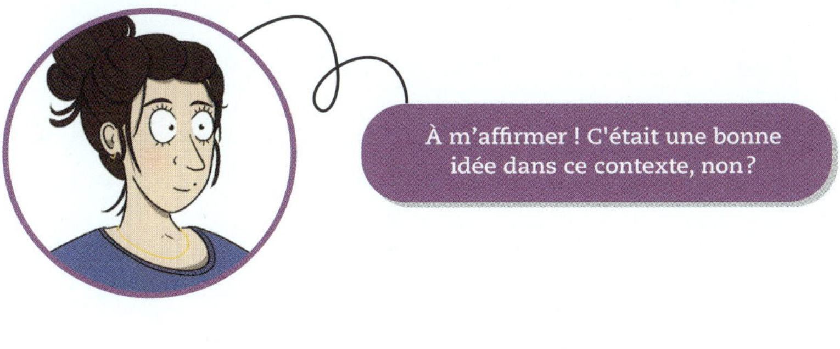
À m’affirmer ! C'était une bonne idée dans ce contexte, non?

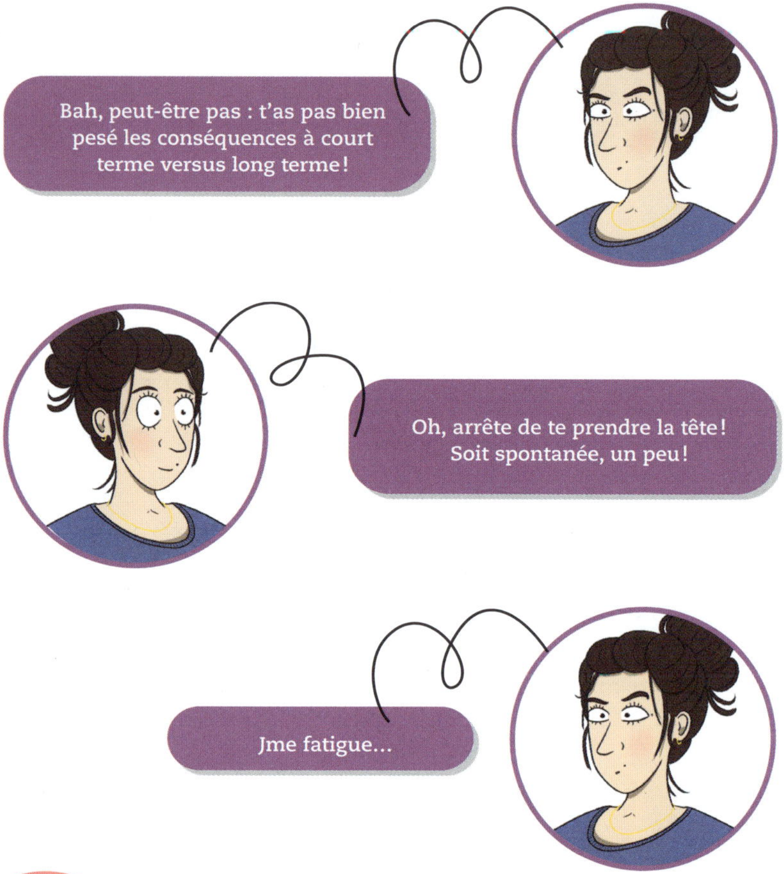
Bah, peut-être pas : t'as pas bien pesé les conséquences à court terme versus long terme !
Oh, arrête de te prendre la tête ! Soit spontanée, un peu !
Jme fatigue…

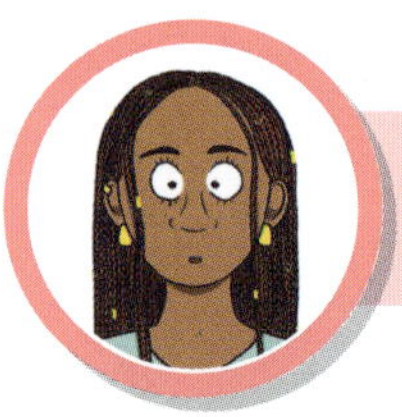

Est-ce que ma psy analyse ses proches ?

Réponse socialement admise : « Bien sûr que non, quand je sors du cabinet j'arrête de travailler ! »

La vérité : oui, c'est plus fort que nous, notre cerveau ne s'arrête pas d'analyser comme ça !

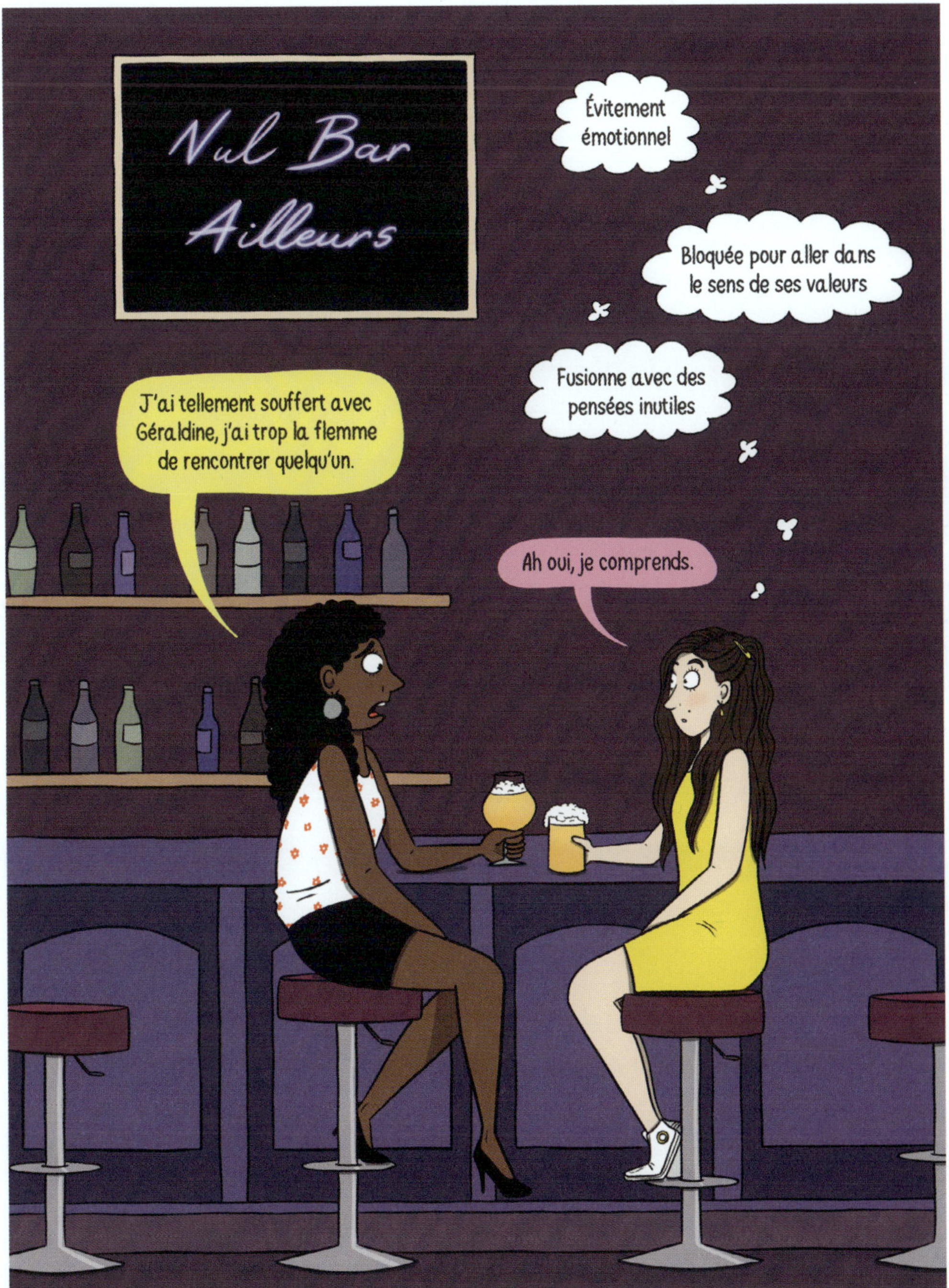
Nul Bar
Ailleurs
Évitement émotionnel
Bloquée pour aller dans le sens de ses valeurs
Fusionne avec des pensées inutiles
J'ai tellement souffert avec Géraldine, j'ai trop la flemme de rencontrer quelqu'un.
Ah oui, je comprends.

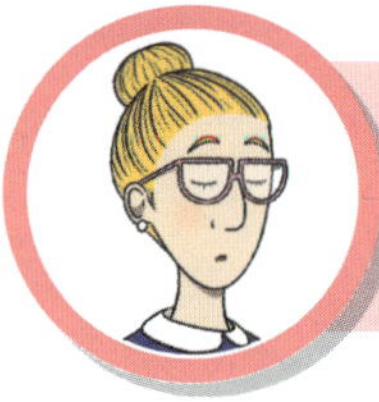

Ma psy dit-elle qu'elle est psy en dehors de son cabinet?

Ça peut dépendre des situations.

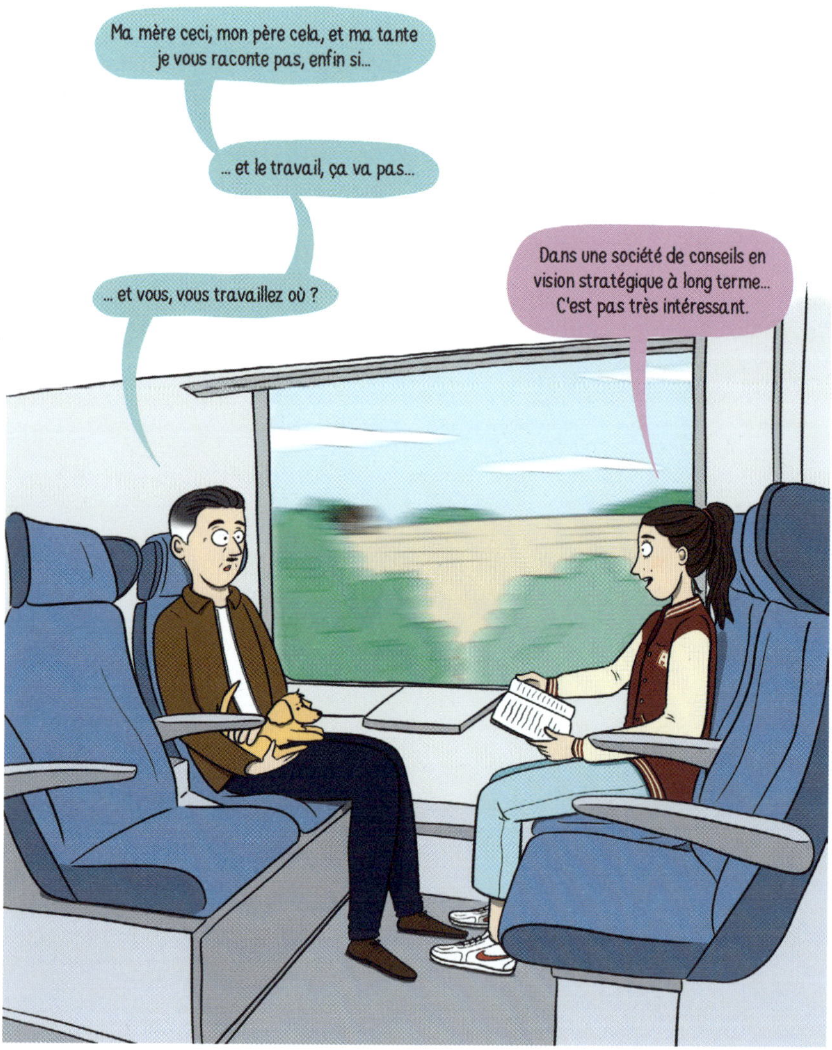
Ma mère ceci, mon père cela, et ma tante je vous raconte pas, enfin si...
... et le travail, ça va pas...
... et vous, vous travaillez où ?
Dans une société de conseils en vision stratégique à long terme... C'est pas très intéressant.

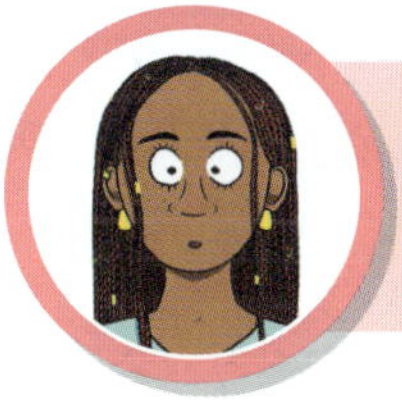

Comment réagissent les gens quand ils savent que ma psy est psy ?

Là aussi, ça dépend…

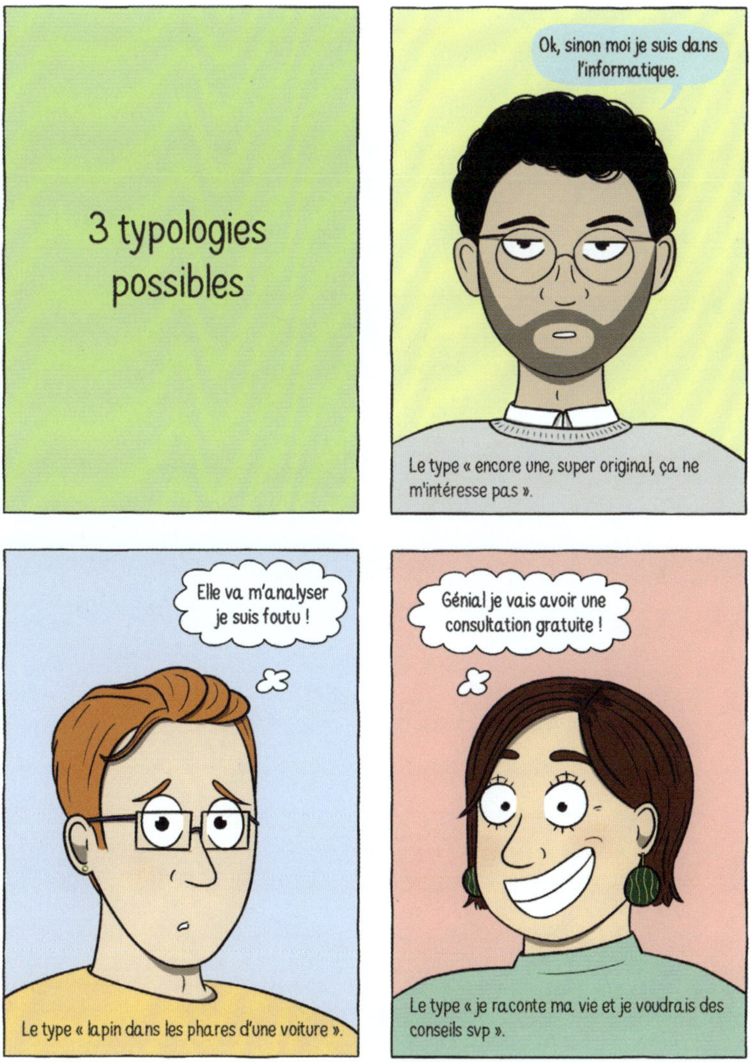

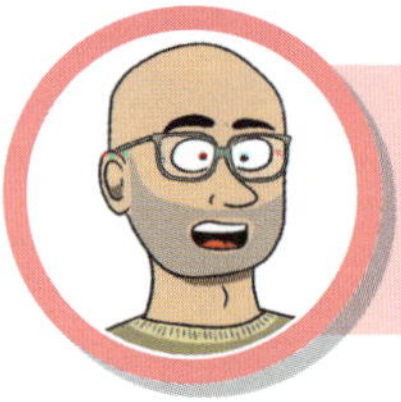

Est-ce que ma psy va sur des applis de rencontre ?

C'est possible ! Si c'est le cas, elle va certainement chercher à passer incognito pour éviter de tomber sur des patient·es.

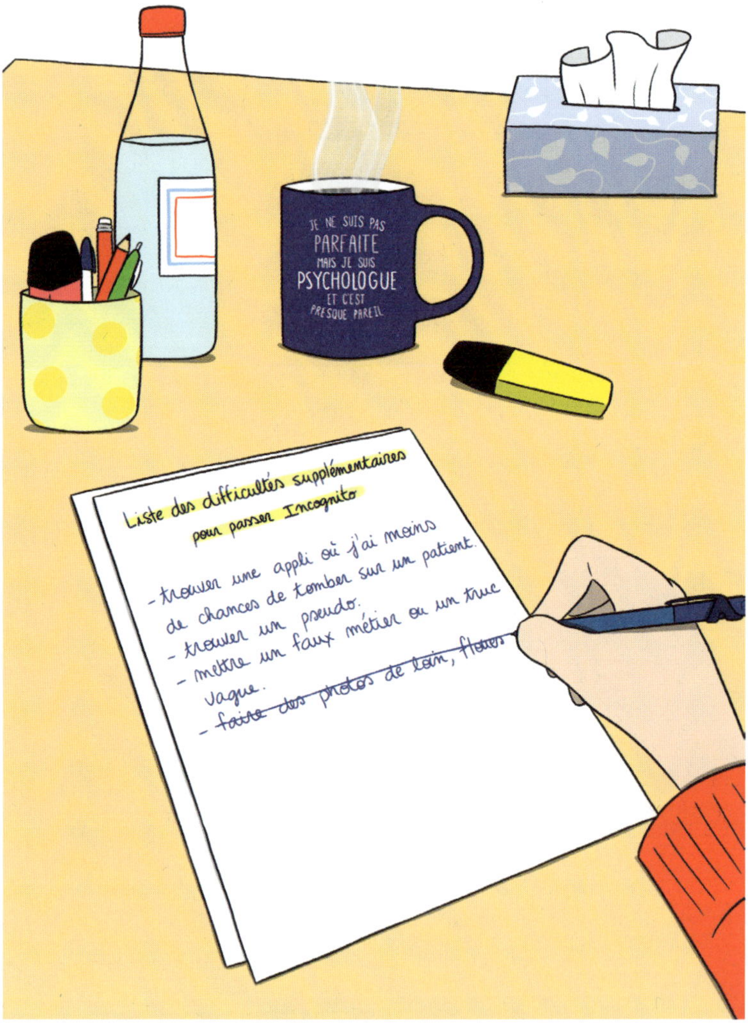
JE NE SUIS PAS PARFAITE MAIS JE SUIS PSYCHOLOGUE ET C'EST PRESQUE PAREIL
Liste des difficultés supplémentaires pour passer Incognito
- trouver une appli où j'ai moins de chances de tomber sur un patient.
- trouver un pseudo.
- mettre un faux métier ou un truc vague.
- faire des photos de loin,

Ma psy
me ressemble-t-elle ?

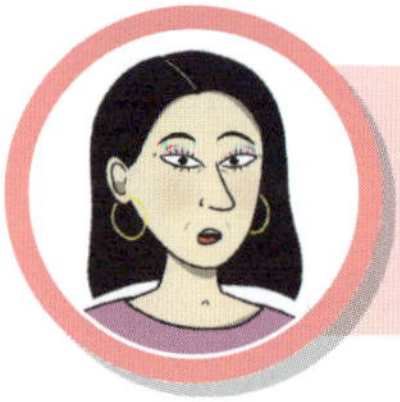

Ma psy arrive-t-elle à être heureuse tout le temps ?

Eh bien non, personne n'est heureux tout le temps et être une spécialiste du psychisme humain ne donne pas de pouvoirs magiques !

Dans nos sociétés occidentales, il y a comme une **injonction au bonheur**, notamment avec l'influence des réseaux sociaux. Mais c'est bel et bien une illusion !

Dans l'ACT, on définit le bonheur comme la liberté d'avoir des comportements qui vont dans le sens de nos valeurs, en acceptant de vivre toutes les émotions qui existent.

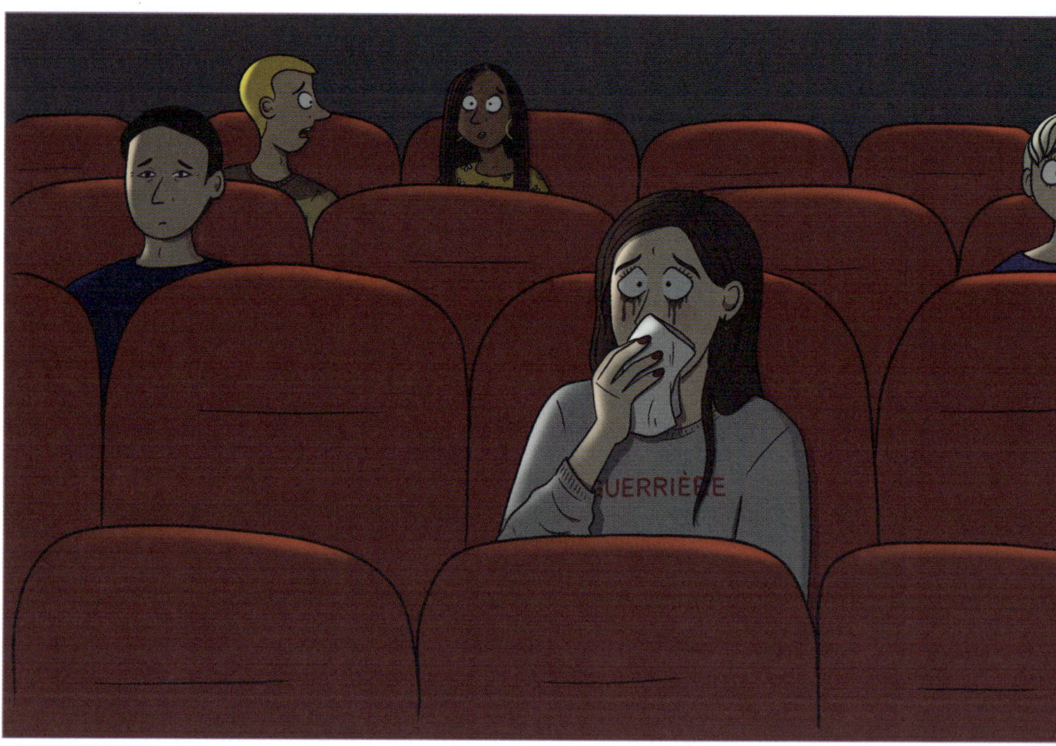

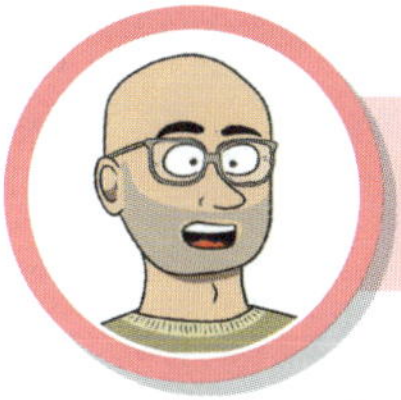

Est-ce que ma psy peut se tromper?

Oui, personne n'est parfait, même pas votre psy!

Nous sommes des êtres humains comme les autres, qui faisons parfois des erreurs, oublions des choses... On émet des hypothèses pour comprendre votre fonctionnement mais elles restent des hypothèses, pas des faits! Vous avez le droit d'être en désaccord avec votre psy et d'en discuter librement.

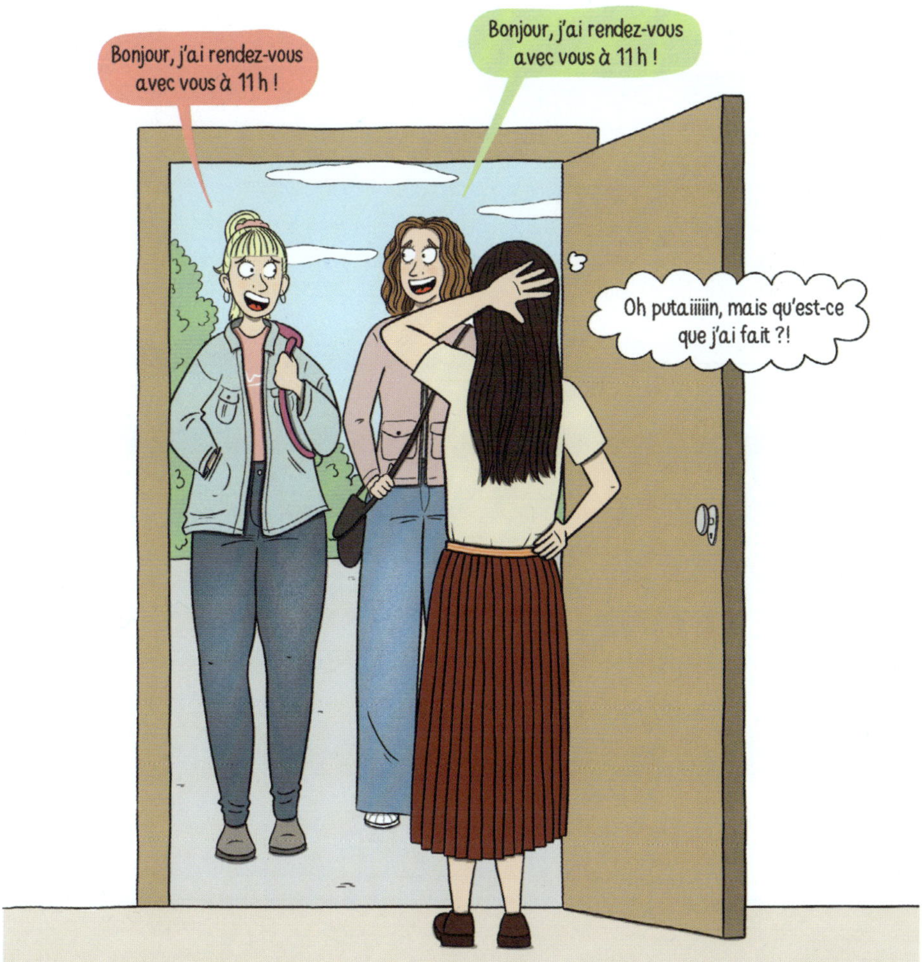

Bonjour, j'ai rendez-vous avec vous à 11 h !
Bonjour, j'ai rendez-vous avec vous à 11 h !
Oh putaiiiiin, mais qu'est-ce que j'ai fait ?!

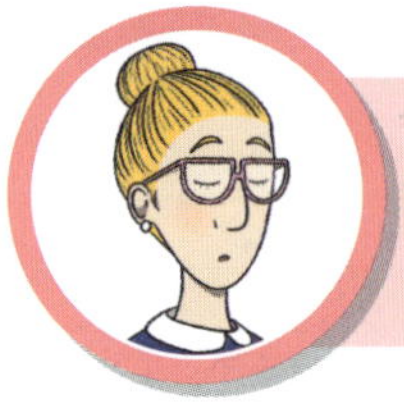

Ma psy éduque-t-elle son enfant comme elle le conseille ?

Oui, non, enfin peut-être, parfois, ça dépend… Encore une fois, les psys sont des êtres humains, et donc des parents, comme les autres… et leurs enfants aussi !

Dans le comportementalisme, on privilégie la récompense à la punition, qui est considérée comme le dernier recours en cas de comportement problématique.

En guidance parentale, je peux conseiller de faire des tableaux de comportements avec des objectifs comportementaux clairs et des récompenses à la clé pour motiver l'enfant, récompenses qui sont vouées à disparaître quand le comportement est considéré comme acquis (en moyenne après deux semaines complètes de réussite).

Voici un exemple :

Comportement	Lundi	Mardi	Mercredi	Jeudi	Vendredi	Récompense
Débarrasser son assiette 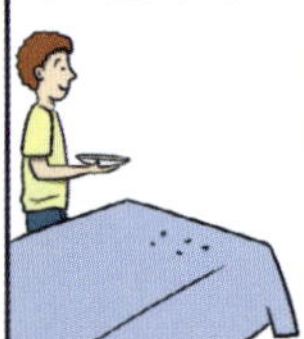	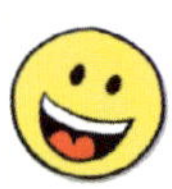					15 min de jeu de société avec un parent. (au bout de 3 smileys)
Se brosser les dents 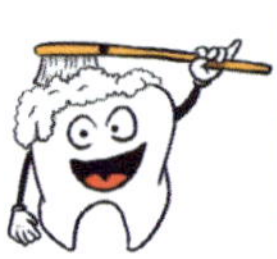						Aller au terrain de foot dimanche après-midi. (au bout de 5 smileys)

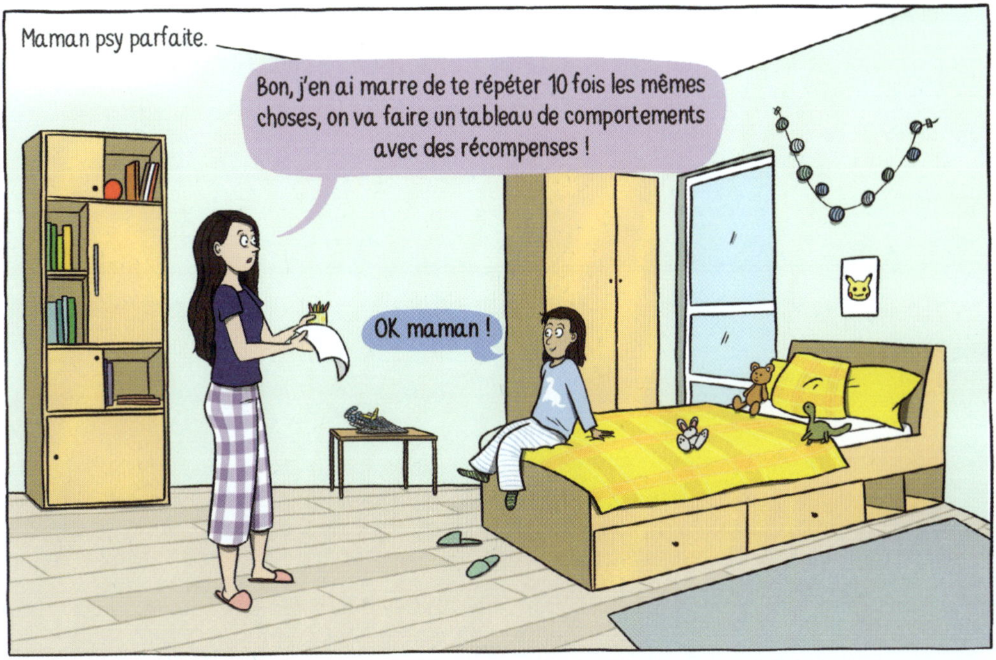
Maman psy parfaite.
Bon, j'en ai marre de te répéter 10 fois les mêmes choses, on va faire un tableau de comportements avec des récompenses !
OK maman !

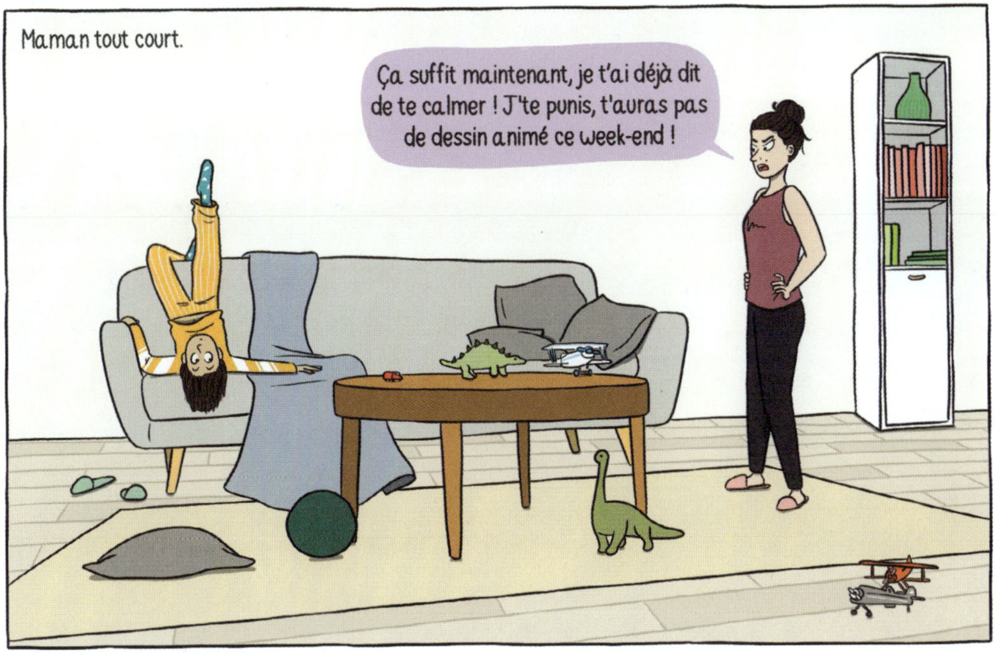
Maman tout court.
Ça suffit maintenant, je t'ai déjà dit de te calmer ! J'te punis, t'auras pas de dessin animé ce week-end !

Ma psy me ressemble-t-elle ?

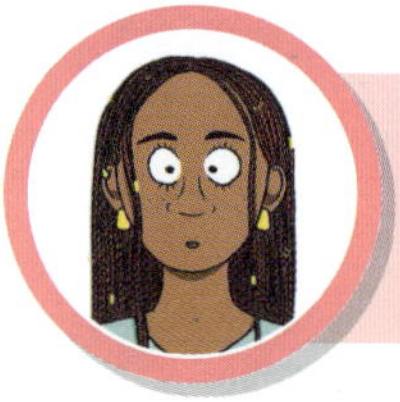

Est-ce que ma psy pourrait avoir le syndrome de l'imposteur?

D'expérience, il semble que les psys sont souvent sujet·tes à ce syndrome, associé à des exigences élevées vis-à-vis de soi-même.

Mais l'un des avantages à cela est une remise en question régulière, qui permet de prendre du recul sur sa pratique avec une volonté de très bien faire son travail.

DÉFINITION

Avoir le **syndrome de l'imposteur,** c'est se remettre en question avec la peur que les gens pensent qu'on ne sait pas faire notre travail et la crainte d'être démasqué·e un jour ou l'autre. Cette petite musique de fond peut se réveiller même si « ça roule » depuis très longtemps et qu'on nous renvoie une image positive de nous-mêmes.

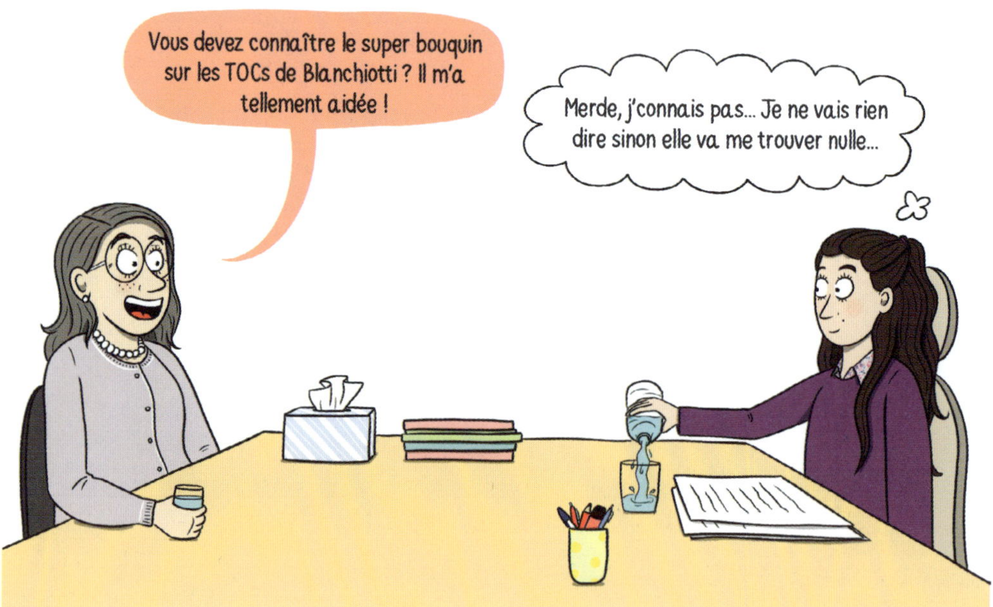
Vous devez connaître le super bouquin sur les TOCs de Blanchiotti ? Il m'a tellement aidée !
Merde, j'connais pas... Je ne vais rien dire sinon elle va me trouver nulle...

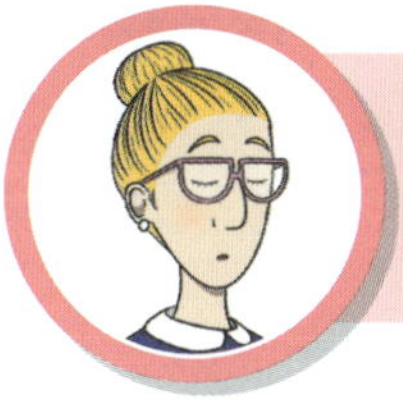

Ma psy est-elle toujours sérieuse et très disciplinée ?

Hum, pas toujours…

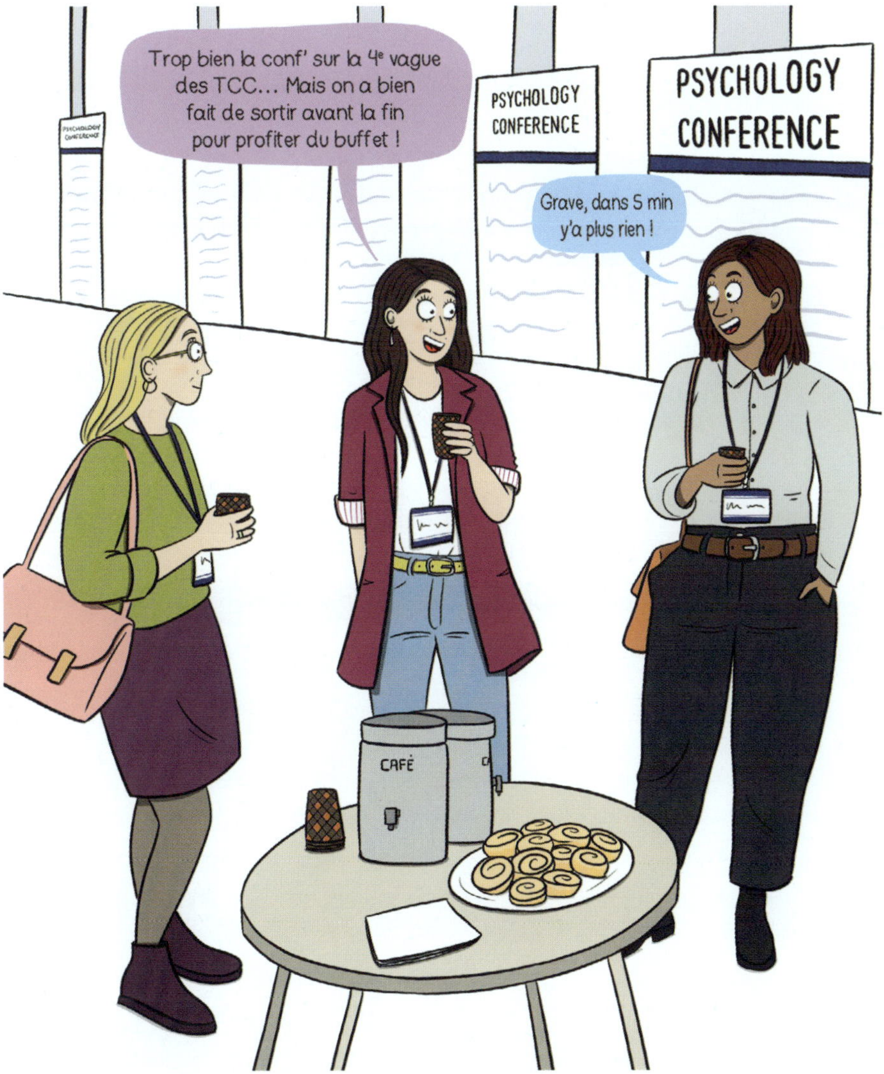

PSYCHOLOGY CONFERENCE
PSYCHOLOGY CONFERENCE
Trop bien la conf' sur la 4e vague des TCC... Mais on a bien fait de sortir avant la fin pour profiter du buffet !
Grave, dans 5 min y'a plus rien !
CAFÉ

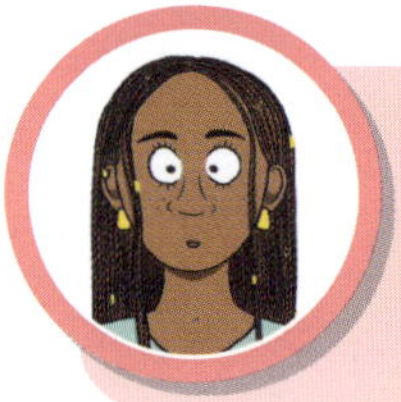

Est-ce que ma psy a peur, est triste, ressent de la colère ? Comment gère-t-elle cela pour rester efficace en séance ?

Les psys ressentent toute la gamme des émotions… Et cela est bien utile !

Il m'arrive d'utiliser mes émotions en séance pour les communiquer aux patient·es quand c'est pertinent.

Par exemple, si une personne qui a déjà été victime de maltraitance n'a pas l'air de ressentir de colère quand elle décrit être de nouveau maltraitée, je peux lui faire part de ma colère et de mon indignation par rapport à sa situation, pour essayer de cultiver cette émotion chez elle, pour qu'elle se protège davantage en termes de comportements dans sa vie quotidienne.

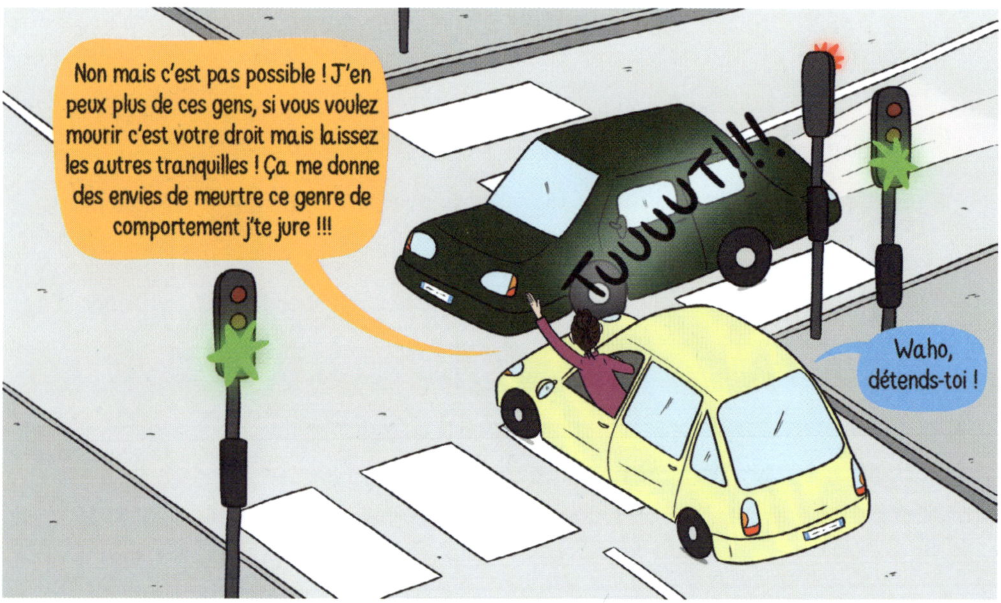
Non mais c'est pas possible ! J'en peux plus de ces gens, si vous voulez mourir c'est votre droit mais laissez les autres tranquilles ! Ça me donne des envies de meurtre ce genre de comportement j'te jure !!!
TUUUUT!!!
Waho, détends-toi !

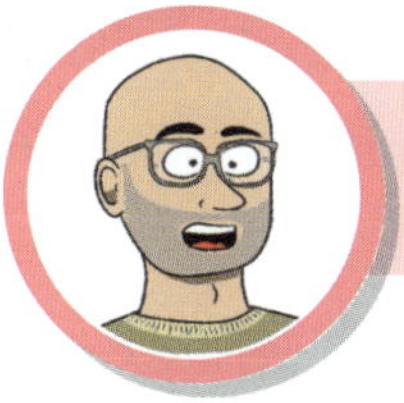

Ma psy peut-elle faire un burn-out[1] ?

Oui ! Le proverbe du cordonnier le plus mal chaussé n'est pas qu'une histoire. On essaie de prendre soin de nous, de ne pas faire des journées trop longues, de varier les types de demandes si possible, de prendre des vacances régulièrement, de s'arrêter même si nécessaire…

Mais ce n'est pas toujours suffisant.

Chacun·e a son propre rythme en fonction des périodes de sa vie, et essaie de savoir où sont ses limites.

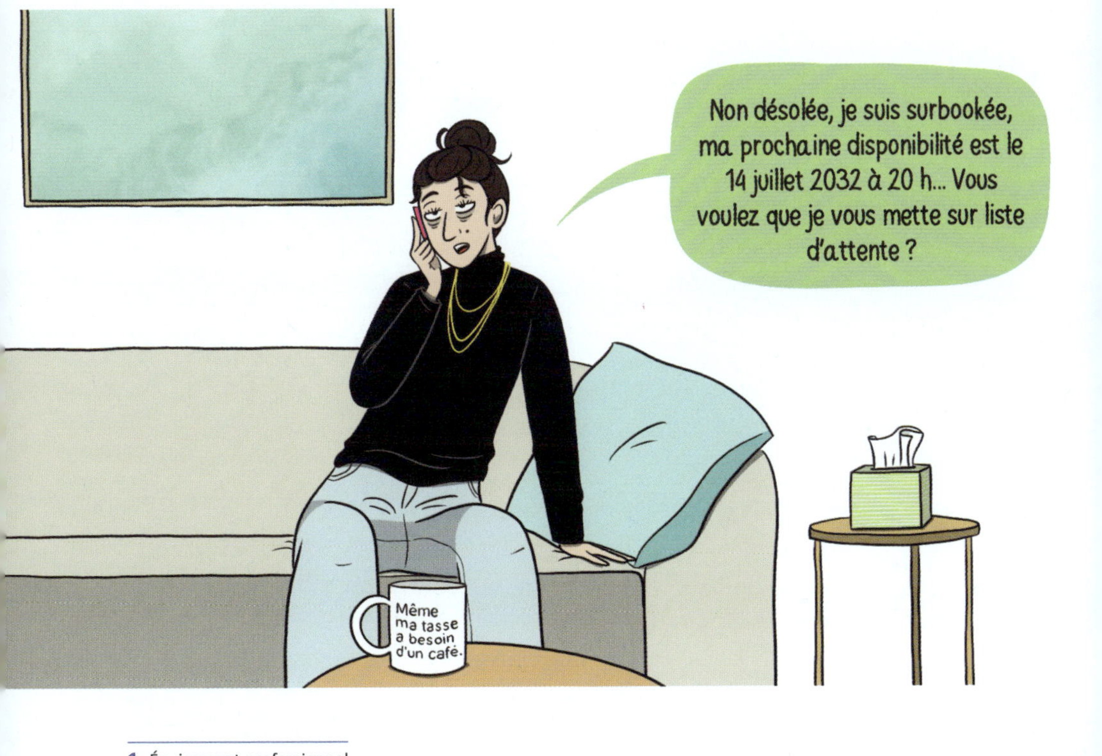
Non désolée, je suis surbookée, ma prochaine disponibilité est le 14 juillet 2032 à 20 h… Vous voulez que je vous mette sur liste d'attente ?
Même ma tasse a besoin d'un café.

1. Épuisement professionnel

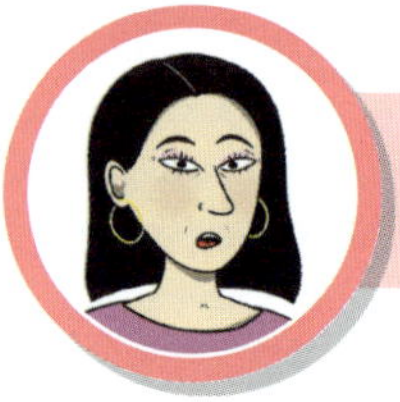

Est-ce que ma psy boit de l'alcool ?

C'est fort probable, comme la plupart des gens. Et si sa consommation n'impacte pas sa santé et son travail ce n'est pas plus un souci que pour vous !

Petits rappels importants à ce sujet :

Normes de l'OMS
pour la consommation d'alcool

Aucun niveau d'alcool n'est sans danger pour notre santé ! Le risque est présent dès la première goutte. L'alcool provoque des dommages quel que soit le type de boisson consommée. Aucune étude ne démontre des effets bénéfiques de l'alcool. Plus l'on boit plus c'est nocif. L'alcool est le toxique le plus néfaste pour le fœtus chez les femmes enceintes.

Recommandations

- 2 verres standards (1 verre d'alcool quel que soit le type d'alcool = 10 grammes d'alcool pur) en moyenne par jour au maximum ;
- 10 verres standards au maximum par semaine ;
- 1 jour sans alcool par semaine ;
- pas plus de 4 verres standards pour une occasion exceptionnelle.

À partir de 65 ans ces normes diminuent !

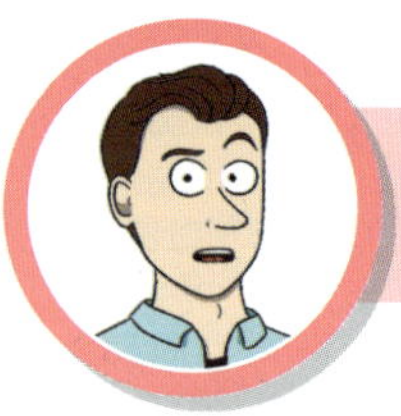

Est-ce que ma psy a des phobies ?

Avoir des phobies est très commun dans la population en général, donc il est tout à fait possible que votre psy en ait !

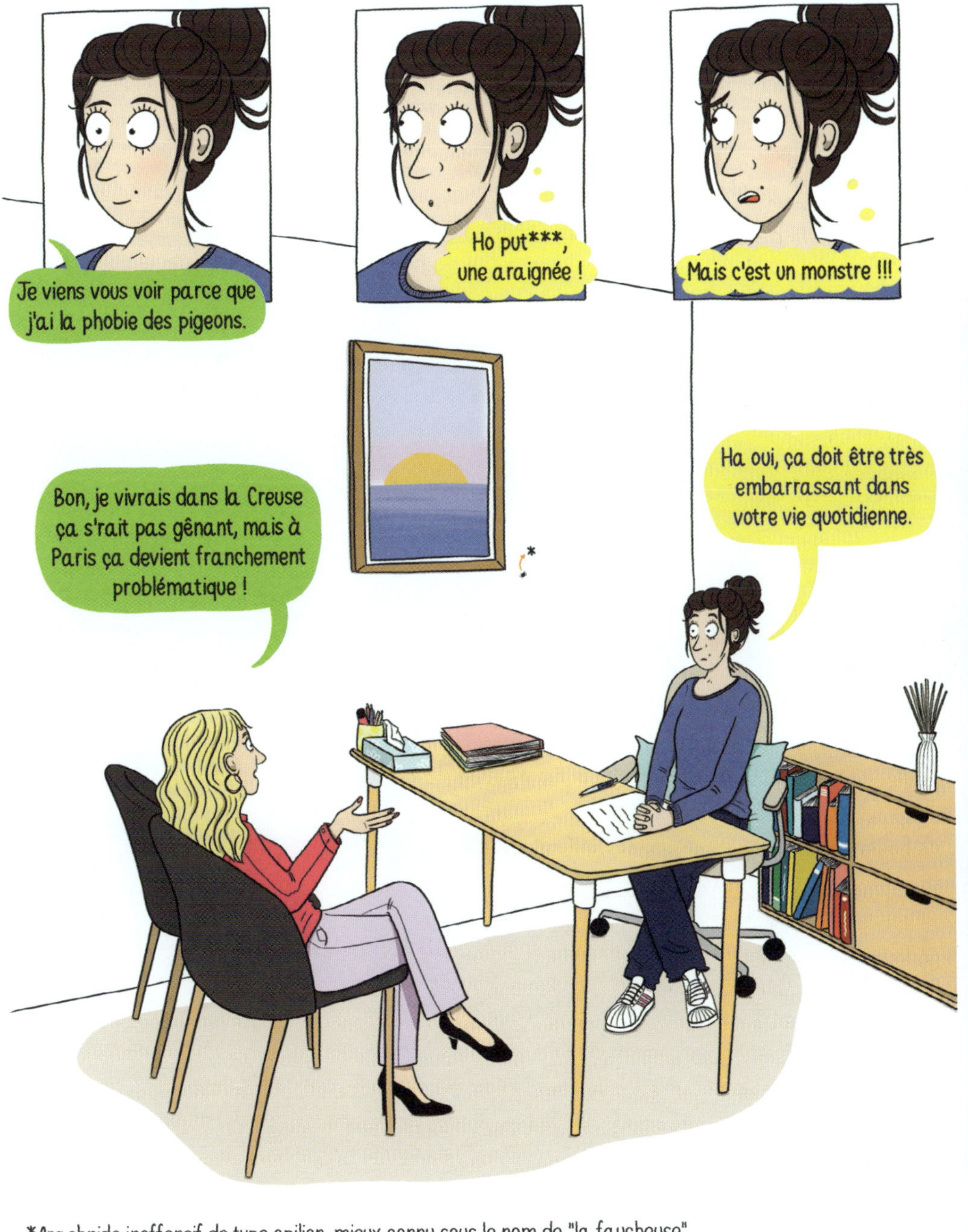
Je viens vous voir parce que j'ai la phobie des pigeons.
Ho put***, une araignée !
Mais c'est un monstre !!!
Bon, je vivrais dans la Creuse ça s'rait pas gênant, mais à Paris ça devient franchement problématique !
Ha oui, ça doit être très embarrassant dans votre vie quotidienne.
*

*Arachnide inoffensif de type opilion, mieux connu sous le nom de "la faucheuse".

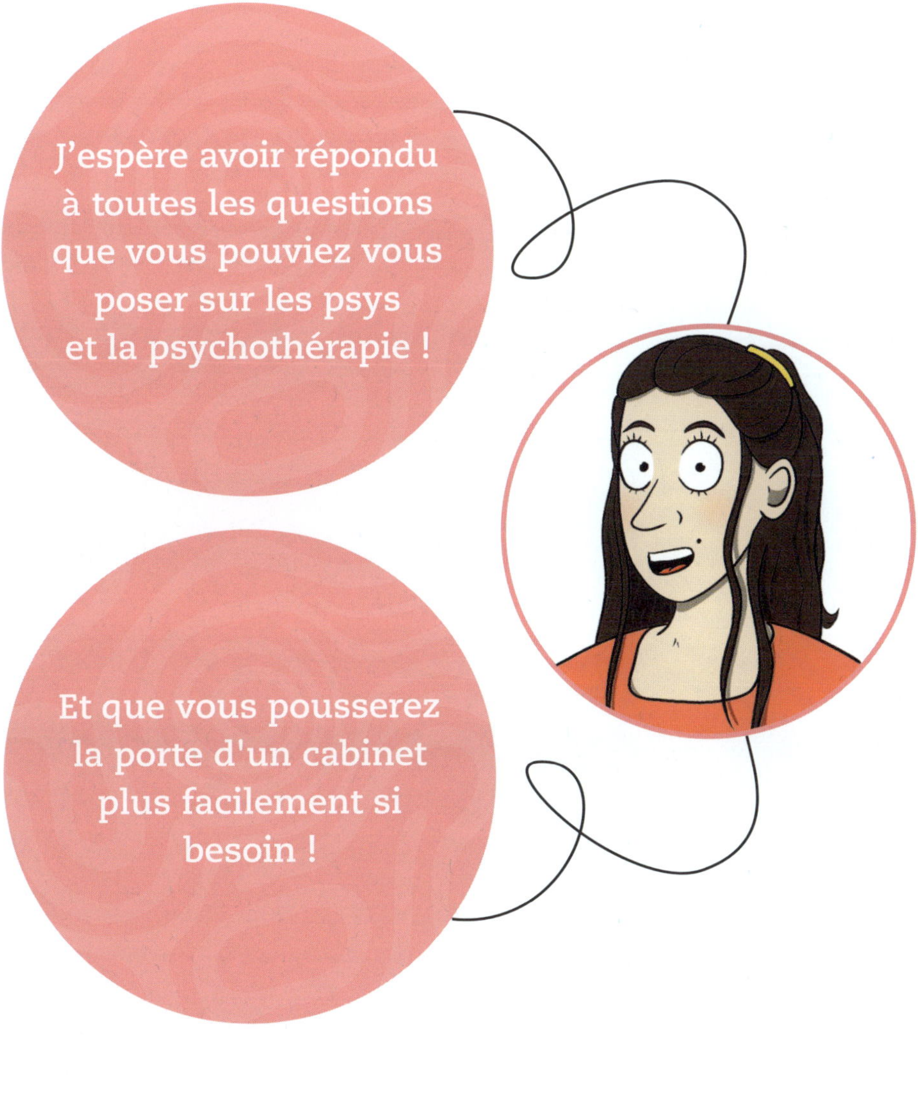
J'espère avoir répondu à toutes les questions que vous pouviez vous poser sur les psys et la psychothérapie !
Et que vous pousserez la porte d'un cabinet plus facilement si besoin !

Annexes

Méditations de pleine conscience

Voici quelques audios de méditations de pleine conscience. Vous pouvez faire ces exercices en position assise ou allongée, en essayant de porter votre attention sur le moment présent.

Il n'y a aucun objectif en termes de performance : on dit que le seul moyen de rater un exercice de méditation de pleine conscience, c'est de ne pas le faire !

La respiration

www.lienmini.fr/6817-audio1

La respiration et les sons

www.lienmini.fr/6817-audio2

La respiration et les sensations corporelles

www.lienmini.fr/6817-audio3

La respiration et les pensées

www.lienmini.fr/6817-audio4

La respiration, les sons, les sensations et les pensées

www.lienmini.fr/6817-audio5

Les colonnes de Beck

www.lienmini.fr/6817-tab1

Situation	Émotion(s) / Sensation(s) physique(s)	Pensée(s)	Comportement(s)

Restructuration cognitive

www.lienmini.fr/6817-tab2

Situation	Émotion(s) / Sensation(s) physique(s)	Pensée(s)	Comportement(s)	Pensée(s) alternative(s)

Activation comportementale

www.lienmini.fr/6817-liste

- **Essayez de lister toutes les actions qui peuvent vous apporter du plaisir, ou qui vous apportaient du plaisir avant :**

–

–

–

–

–

–

–

–

–

–

Remerciements

Je remercie les patient·es pour leur confiance, leur capacité à se montrer vulnérables, nos ressemblances et nos différences, et tout ce qu'ils et elles m'apprennent au quotidien.

Et merci d'avoir été une source d'inspiration pour certaines questions et certaines illustrations de ce livre !

Je remercie Laurent, qui a énormément contribué à l'écriture de ce livre, par sa finesse et son humour. Il a su me rappeler de ne pas écouter mes pensées d'imposteure.

Merci à mon éditeur, à Anouk qui a cru au projet, à Audrey pour son implication et toutes ses bonnes idées. Merci à Jennifer d'avoir si bien donné vie à nos idées d'illustrations, pour son style et sa rapidité de production ! Merci à Sophie pour son talent à tout harmoniser en maquette.

Merci à Ilios Kotsou pour l'écriture de la préface !

Spéciales dédicaces à Abel, Eléna, Elyne, Jean-Luc, Léo, Nicole, et aux ami·es : les Djadjas, les Métalleux, Bernie, Vico, Manu & Lisou !

Biographies

Alice Boudon est psychologue clinicienne, spécialisée en thérapie comportementale.

Elle exerce son métier depuis plus d'une quinzaine d'années et reçoit dans son cabinet des personnes de tout âge et de tous horizons.

Elle fait partie de l'Association française de thérapie comportementale et cognitive (AFTCC), où elle est thérapeute praticienne superviseuse.

Elle adore la BD et la vulgarisation scientifique !

Jennifers Piers a d'abord travaillé dans la publicité avant de devenir illustratrice indépendante en 2019.

Ici, son coup de crayon coloré et dynamique donne vie aux anecdotes d'Alice.

Vous pouvez retrouver ses aventures illustrées sur la vie de maman sur son compte @jenny8.jns.

Ilios Kotsou, préfacier de ce livre, est docteur en psychologie spécialisé dans les domaines des émotions, du bien-être et de la gestion des conflits.

Il est l'auteur de nombreux ouvrages, dont *Managez grâce à votre intelligence émotionnelle* (2023), également publié aux Éditions De Boeck Supérieur.

10-31-1470

Achevé d'imprimer en mars 2025 par Sepec - 01960 Péronnas
N° d'éditeur : DBSSI20240104 - N° d'impression : 21607250112
Dépôt légal : avril 2025

IMPRIM'VERT®

FABRIQUÉ EN FRANCE

August Gödecke

Tod auf der A7

Originalausgabe – Erstdruck